从小爱看的彩绘小百科

人体揭秘

王平辉　主编
姬　玉

U0212758

重庆出版集团　重庆出版社

图书在版编目（ＣＩＰ）数据

人体揭秘 / 王平辉，姬玉主编 . — 重庆 : 重庆出版社，2017.10
ISBN 978-7-229-12511-0

Ⅰ . ①人 … Ⅱ . ①王 … ②姬 … Ⅲ . ①人体－少儿读物
Ⅳ . ① R32-49

中国版本图书馆 CIP 数据核字 (2017) 第 185577 号

人体揭秘
RENTI JIEMI

王平辉　姬玉　主编

责任编辑：周北川
责任校对：夏　宇
装帧设计：王平辉

重庆出版集团
重庆出版社 出版

重庆市南岸区南滨路 162 号　邮政编码：400061　http://www.cqph.com
重庆市国丰印务有限责任公司印刷
重庆出版集团图书发行有限公司发行
E-MAIL: fxchu@cqph.com　邮购电话：023-61520646
全国新华书店经销

开本：710mm×1000mm　1/16　印张：12　字数：90 千
2017 年 10 月第 1 版　2017 年 10 月第 1 次印刷
ISBN 978-7-229-12511-0
定价：26.80 元

如有印装质量问题，请向本集团图书发行有限公司调换：023-61520678

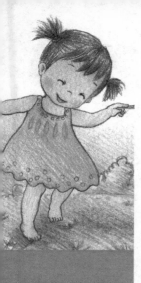

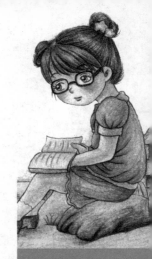

长大后的困惑　49

cong xiao ai kan de cai hui xiao bai ke

从小爱看的彩绘小百科

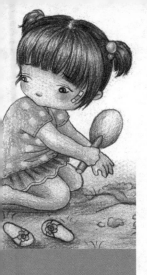

3

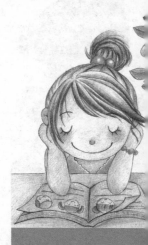

生活中的疑问　101

从小爱看的彩绘小百科

cong xiao ai kan de cai hui xiao bai ke

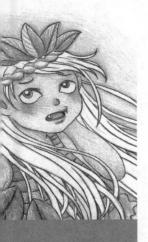

5

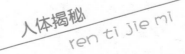

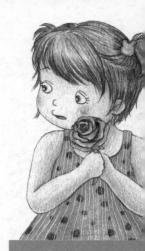

1

不可思议的人体

bu ke si yi de ren ti

为什么有的人是卷发

我们中国人大都是直发，可是很多爱美的人会去美发店，把头发烫成西方人那样的卷发。但是烫出来的头发只能维持一段时间，新长出来的头发还是直的。那么，头发为什么有直有卷呢？

首先要从头发的内部结构说起。头发虽然细小，但是它的内部结构也很复杂。在显微镜下我们可以发现，每个人的头发结构都是不同的，圆形、扁平、卵形等各种形状的都有，这是决定卷发或直发的关键。

如果头发结构是椭圆形的，那么长出来的头发多半短而卷，非洲人的头发大都是这样的；如果头发结构是圆形的，那么长出来的头发多半直而粗，东方人大多是这种头发；如果头发结构是卵形的，那么长出来的头发多半是波浪状，欧美很多人长的都是这种头发。

那么，为什么头发结构会出现这些差异呢？

从进化论的角度来说，头发结构的差异主要是由地区的气候、温度条件决定的。比如非洲人之所以长着短短的卷发，是因为非洲纬度较低，常年高温，头发卷起来能够帮助他们更好地散热，抵抗炎热的环境。在我国南方的一些少数民族也有长类似头发的人，其原因也在于此。

　　在历经长期的进化之后，头发结构被深深地藏进了人类的遗传基因，并形成了千差万别的形态。

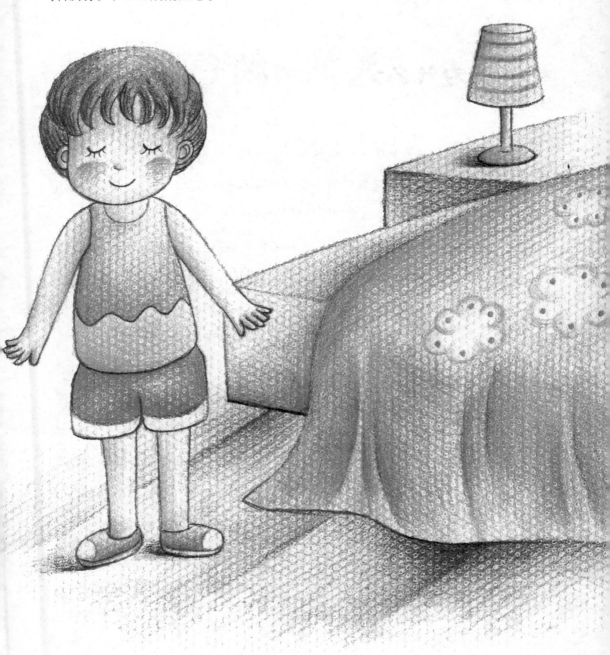

为什么头发的颜色不一样

　　我们常用"五彩缤纷"来形容这个世界，也常用"参差百态"来形容世间的差异，甚至就连人们的头发也有着不同的颜色。那么，头发的颜色是什么决定的呢？为什么会出现不同的颜色呢？

　　原来，头发的颜色是由头发内部的色素决定的。一般来说，头发中含有三种色素，但是这三种色素的比例是不同的，这也是头发颜色出现差异化的原因，与人类肤色不同的道理是一样的。

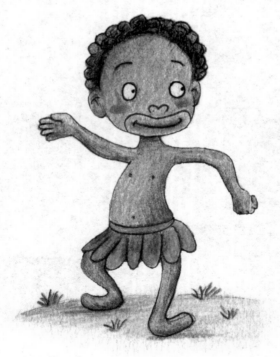

　　譬如长期生活在赤道附近以及亚热带地区的人们，因常年受到充足的阳光照射——阳光中含有较强的紫外线——他们的皮肤和毛发中的黑色素比较多，头发也比较黑。故而，黄种人和黑种人的头发大多是黑色的。

　　而欧美人长期生活在阳

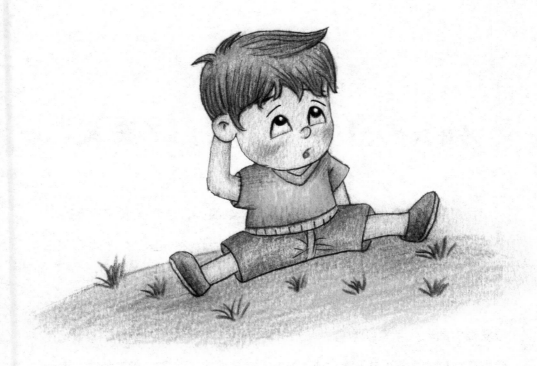

光不太强烈的高寒地区，受到的紫外线的照射也很少，故而，他们的皮肤和头发中的黑色素就比较少，经历漫长岁月的进化之后，便形成了金黄色的头发。

当然，科技的进步逐渐缩小了人与人之间的差异，头发的颜色也是如此。如果我们去大街上逛一逛，能看到各种颜色的头发，不同发色相互辉映，远远超过大自然馈赠给我们的色彩。

为什么有人小小年纪就长白头发

　　我们常用"白发苍苍"来形容上了年纪的人，老年人长出白头发、白胡须是很正常的事情，但是你是否想过，为什么一些小孩子也会长白头发呢？

　　前文我们已经说过，头发的颜色是由头发中的色素决定的，而色素又与发根中的乳头色素细胞有关。正常情况下，乳头色素细胞都能有效地生产色素颗粒；但是，由于疾病或者其他原因，当乳头色素细胞功能衰退时，就很难有效地生产色素颗粒了，这时候，头发就会慢慢变白。一般来说，我们从 35 岁时起，乳头色素细胞就开始步入衰退期了。

　　但是，也有一些年龄不大的人，很早就有白头发了，而且白头发的数量还很多，医学上称之为"少白头"，这是一种疾病。这种疾病既有先天遗传方面的因素，也有后天营养不良方面的因素。人的生命是需要多种元素的，缺乏微量元素会导致某个方面的畸形发展，如缺乏蛋白质、维生素等会使头发变白；某些慢性疾病也会消耗掉一定的元素而又排斥另一些元素，这也会导致头发比一般人白得早些；过度忧虑、情绪上不稳定等也是造成头发发白的原因之一，这些都与个人的体质有关系。

因此，我们应该注意补充身体所需要的各种营养，调整好自己的情绪，以尽量减少出现"少白头"的概率。

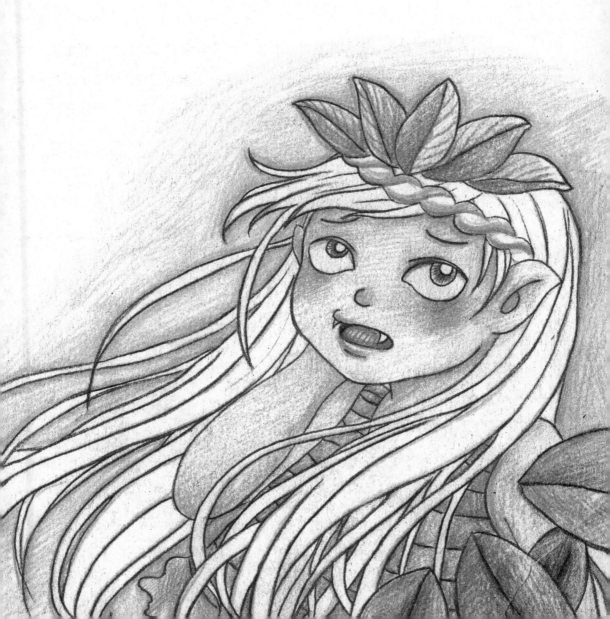

为什么头发会"开花儿"

　　女孩子都想拥有一头乌黑亮丽的长发，可是总会发现长长的头发发梢会"开花"，这令很多女孩都很懊恼，为什么头发一长就会出现这种情况呢？

　　头发"开花"，也叫作头发分叉，就是一根头发长到最后，发梢分出

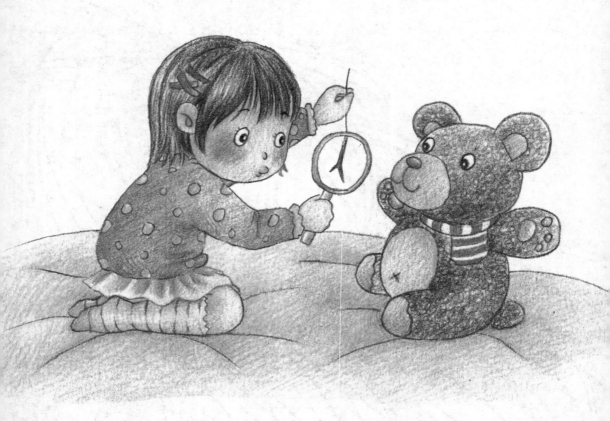

两个或多个分叉。这主要是由于头发在生长的过程中没有定时修剪，使得头皮油脂不能正常代谢，头发横向的粘连性不断减少，从而导致头发分叉。如果不去打理这些分叉的头发，时间长了会影响到头发的健康成长。

其实，头发分叉在很大程度上是因为不合理摆弄头发造成的。人们为了追赶潮流，经常是今天把头发拉直了，明天把头发烫卷了，或者是今天染成黄色，明天染成红色。次数多了，头发的内部结构在不知不觉中就被损坏了。

除此之外，经常使用吹风机、使用不合适的洗发水、经常暴晒头发、不合理的饮食和睡眠等也可能使头发遭到损伤。

遇到头发分叉时，选择剪掉分叉部分是比较明智的选择，而结合发质选择合适的养护方式也是有效的护发手段之一。首先，我们应当尽量减少烫发、染发等化学接触的次数，如果一定要烫、染头发，那就不要忘了给头发补给更多的营养。其次，养成护理头发的好习惯。最后，保持一个良好的生活作息习惯。

头皮屑是怎么产生的

头皮屑是困扰很多人的"顽疾"之一，给人们带来了很大的烦恼。那么，你知道头皮屑是怎么产生的吗？

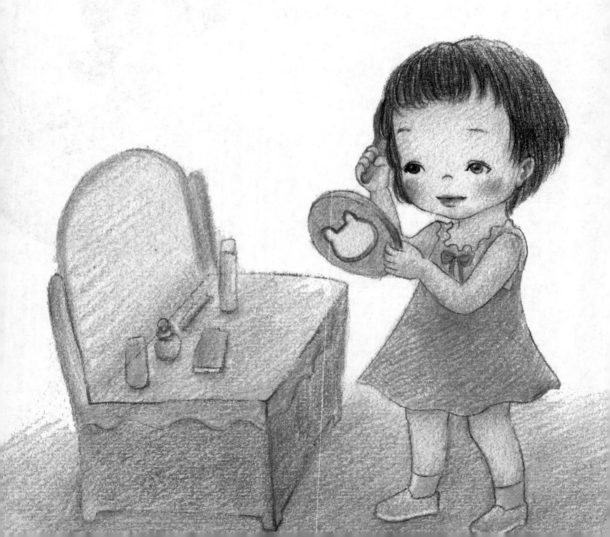

当人体的角质层堆积到一定程度时，便会脱落形成头皮屑。有头皮屑的时候，人们往往会感觉到头皮非常痒，这是因为头皮屑是一种皮肤污垢。我们知道，长期在阳光下暴晒的皮肤会出现晒伤、脱皮等现象，手脚也会出现季节性的脱皮，头发也是如此。在头发生长的过程中，如果遭遇意外或营养不良等状况，就会导致不成熟的头皮细胞呈片状剥落，这是新陈代谢的结果。

正常情况下，头皮细胞剥落的周期是 28 天。不过也有一些特殊的情况，由于一些年轻人或者中年人正处于生命旺盛期，加之他们的工作压力和精神压力比较大，致使他们不能正常地饮食和休息，所以他们的头皮屑更替周期也有可能缩减到 14 天至 21 天。

不过也不是一年四季都有头皮屑，通常在春秋季节，头皮屑会明显增多。这是由于皮肤不能适应换季的影响和天气比较干燥的缘故。

现在你明白了吧，头皮屑是一种正常的生理现象，但是，当头皮屑给你带来很大困扰时，可是要注意防治哦！

脑袋大一定聪明吗

　　《大头儿子小头爸爸》是一部很受欢迎的动画片，其中大头儿子可爱的形象、聪明的脑袋瓜儿更是给人们留下了深刻的印象。很多人都认为，脑袋大的人会比较聪明，事实真的是这样吗？

　　其实，智慧与脑袋的大小是没有直接关系的。事实上，小脑袋的老鼠反而比大脑袋的兔子的记忆力更强一些；狮子、老虎、大象的脑袋很大，

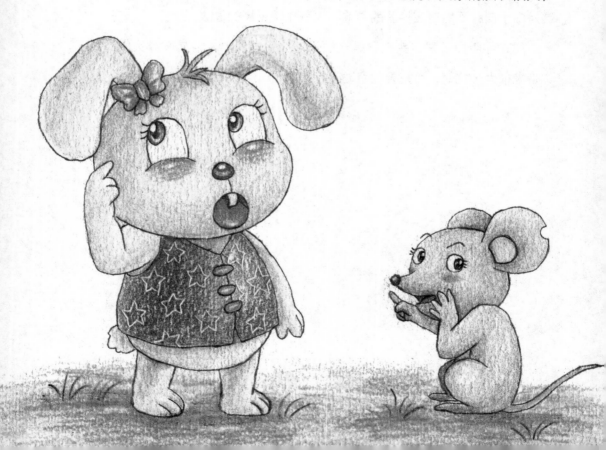

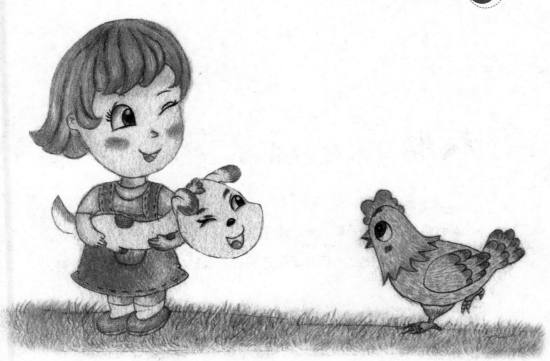

但是人们总是有办法驯服它们；而头围、脑重量都大大超过正常孩子的"大头儿"，往往动作发育迟缓、智力低下，不仅不能证明脑袋大小与聪明程度的关系，反而恰好是疾病的体现。

通常来说，人的智力是由脑细胞及其开发程度决定的。脑袋小，并不意味着脑细胞少；脑袋大，也不一定脑细胞就更多，更何况每个人的脑袋大小与遗传基因等因素也有一定的关系，若父母的脑袋较大，则孩子的脑袋也往往会相对大一些，反之也是如此。此外，后天的训练、学习程度的差异等等，都会导致大脑开发水平的不同。

也就是说，头大或头小，跟聪明与否没什么直接关系，任何知识和经验的积累都需要我们付出长期不懈的努力。换句话说，努力的人最聪明。你明白了吗？

大脑是人体的最高"司令部"吗

"人有两件宝，双手和大脑。双手会做工，大脑会思考。"大脑是人类最宝贵的财富，也使我们拥有了远远超过其他动物的智慧。因此，有人

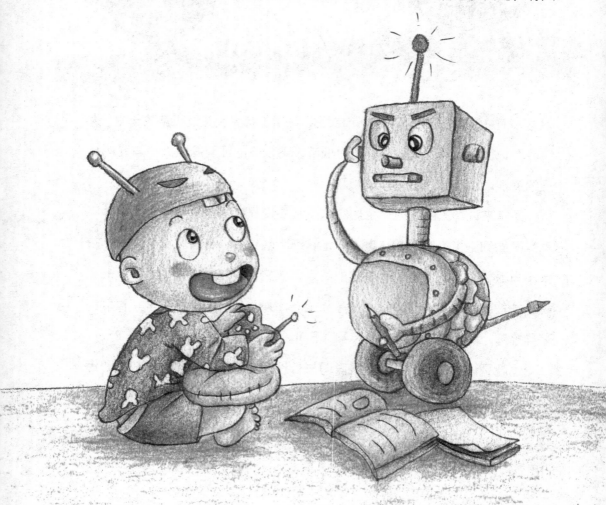

说大脑是人体的最高"司令部"，这句话有道理吗？

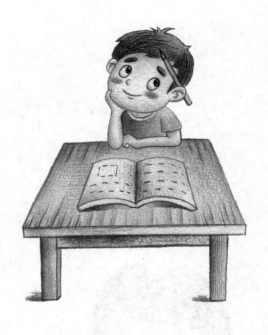

对于我们来说，大脑确实具有至关重要的作用。首先，大脑的"情报"非常准确，对身体各个部位的情况了如指掌。其次，大脑各部分分工精细，发出的"命令"也非常精确。比如手碰到火了，大脑感应到温度后，会立即发出命令，于是，手就缩回来了。整个过程精准而迅速，毫不拖泥带水。因而，称其为人体的最高"司令部"，是实至名归的。

那么，大脑为什么能够承担如此重要的职责呢？

原来，神经元是大脑能够统筹全局并在关键时刻"指挥若定"的关键性因素。它像树根一样，可以伸展很远，并能时刻把身体的状况反馈给大脑，再把大脑的命令传递到身体的相应部位。

作为人体的最高"司令部"，大脑享受着身体对它的至高呵护——完全藏身在由坚硬的颅骨组成的颅腔内，尽量避免可能遇到的伤害——从而保证了我们的用脑需求。不过，不良的作息习惯和单一的饮食结构是会对大脑造成一定的影响的，为此，我们要保持充足的睡眠和汲取均衡的营养物质才行。

为什么眉毛没有头发长

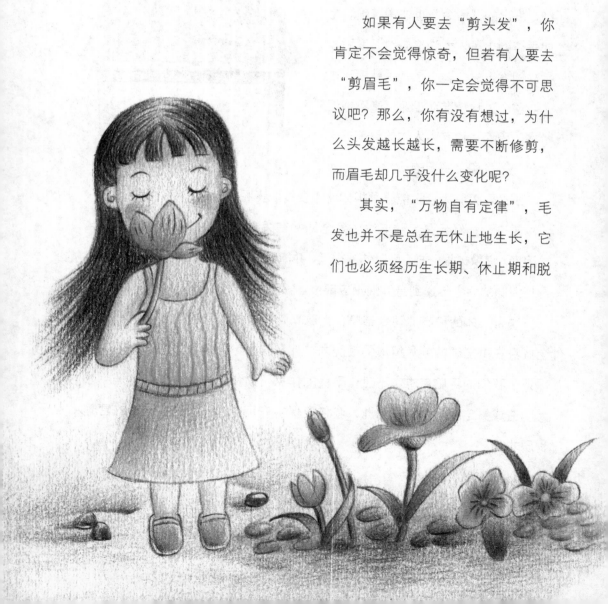

如果有人要去"剪头发"，你肯定不会觉得惊奇，但若有人要去"剪眉毛"，你一定会觉得不可思议吧？那么，你有没有想过，为什么头发越长越长，需要不断修剪，而眉毛却几乎没什么变化呢？

其实，"万物自有定律"，毛发也并不是总在无休止地生长，它们也必须经历生长期、休止期和脱

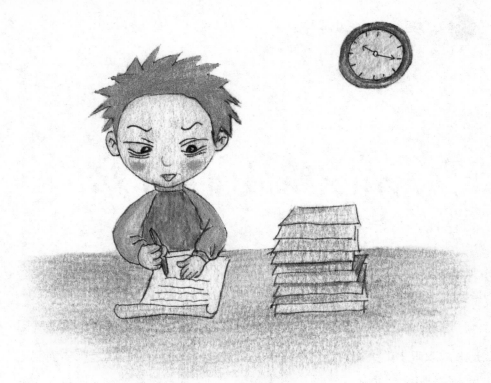

落期三个时期。生长期约为150天，毛发不断增长；休止期约为105天，毛发既不增长，也不脱落；脱落期毛发自行脱落。也就是说眉毛一旦生长了150天左右，就会停止生长，进入休止期，而再过105天，眉毛就会进入脱落期。再往后，眉毛就会在脱落的地方重新长出来，因此眉毛既不会长长，又不会掉光。

那么，眉毛有什么作用呢？

由于眉毛位于眼睛上方，它会起到保护眼睛的作用。当你被太阳炙烤得汗水涔涔的时候，如果没有眉毛的话，汗水就很有可能直接流到眼睛里；或者当很多灰尘从头顶落下时，如果没有眉毛的话，也有可能导致灰尘进入眼睛。

此外，眉毛位于眼睛的正上方，若长得太长，也会挡住眼睛的视线，影响人们的正常生活。

为什么眼皮有单有双

我们时常说"眼睛是心灵的窗户"，一双明亮有神的大眼睛确实能够给我们增添很多生气，可是，为什么眼皮有单有双呢？

原来，眼皮的单双是由染色体上的基因决定的。一般来说，显性基因是形成双眼皮的关键，而隐性基因是形成单眼皮的关键，二者都要受到遗传基因的影响。如果上一代都是单眼皮，那么孩子通常也是单眼皮；如果上一代都是双眼皮，那么孩子通常也是双眼皮；如果上一代中有一个人是双眼皮，那么，孩子就有可能是双眼皮，也有可能是单眼皮。当然，遗传是相对的，变异是绝对的，并非父母是单眼皮，孩子就一定也是单眼皮，也有可能因变异而出现双眼皮，反之亦然。

另外，通过眼皮还能看出一个人是以右脑思考为主还是以左脑思考为主。双眼皮的人的性格和行为特征均由右脑控制，是典型的感性中人，一般都性格活泼，情感丰富，擅长交际；而单眼皮的人的性格和行为特征均由左脑控制，是典型的理性中人，一般都性格内向，性情稳重，不擅长交际。

也有一些人一只眼睛双眼皮，另一只眼睛单眼皮。如果左眼为单眼皮、右眼为双眼皮，那么，他们的行为特征以左脑思考为主；如果右眼为单眼皮、左眼为双眼皮，那么，他们的行为以右脑思考为主。

最后一种情况是内双眼皮，表面上看，他们是单眼皮，仔细观察后，你会发现他们的眼皮是内双的。这类人的左右脑都比较发达，但是以右脑思考为主。

快点看看吧，你是单眼皮还是双眼皮呢？

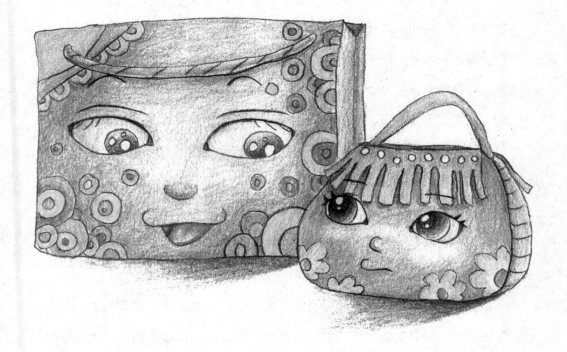

眼球 怕冷吗

每到寒风刺骨、大雪纷飞的冬天，人们就会穿上厚厚的棉衣，戴上暖和的帽子、围巾、手套和口罩，就连脚上也套着软绵绵的厚鞋子，唯一没有被裹起来的就只剩下眼睛了。即便如此，我们仍然会冻得瑟瑟发抖。可是，我们的眼球为什么好像不怕冷呢？难道是因为它没有感觉神经吗？

事实上刚好相反，眼睛是我们身体上最敏感的器官之一，哪怕是针尖儿那么大的一粒尘土落入眼睛，我们也会感到非常不舒服，又涩又痛，甚至还可能泪流满面。

眼球之所以这么敏感，是因为它们长满了丰富的神经元，例如触觉神经、痛觉神经等等，可是，唯独没有感知冷暖的神经。也就是说，眼球是无法感知温度的。

另外，眼球的角膜是我们身体上唯一一块不含血管的透明组织，因此散热较慢，保温功能也比较好。在眼球外面，还有柔软的眼皮，也能够阻挡不少迎面而来的风沙，所以，不管雪再怎么下，风再怎么吹，它也不会感觉冷。

相反的，我们的鼻尖、耳朵边缘以及指尖，都有较多的毛细血管，遇冷后会迅速扩大，散热非常快，所以这些地方是最先感觉寒冷的。不仅如此，毛细血管为了保护皮肤免受冻伤，还会在扩张的时候充血，这就是冬天时鼻尖、耳朵容易红的原因。

其实，身体上像眼球一样不怕冷暖的部位还有很多呢！譬如手指甲、脚指甲和头发，它们和眼球一样，没有感受冷热的神经，所以，它们也都是不怕冷的。

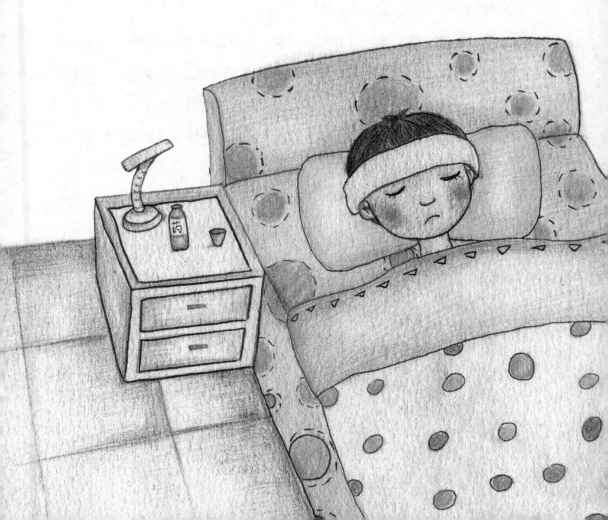

为什么眼睛能看见东西

　　每天，我们都能看到滚滚的车轮、忙碌的人群和千奇百怪的事情，也许我们已经习以为常，可是有人认真想过吗，为什么我们能看到这个多姿多彩的世界，而盲人却看不到呢？

　　首先，我们要了解一下眼睛的结构。从外形上来说，眼睛是由黑白两部分组成的。黑色部分的外面包裹着一层透明的角膜，之所以说它是透明的，是因为角膜内有无色液体——房水。房水后面的弹性球状体由三层膜包裹着，最里面的一层是视网膜，上面有很多感光细胞，能够感受到光线的刺激；中间的一层叫作脉络膜，上面分布着很多色素，这也是眼球中间总是

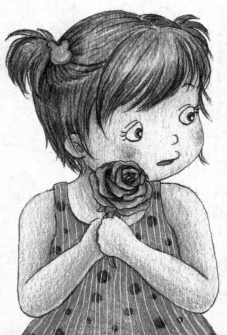

呈黑色的原因；最外边的一层是巩膜（我们常说的眼白），上面有很多血管神经，目的是保护眼睛的正常运作。

当物体的光线透过球状体的各个层面时，就会被折射到视网膜上，形成一个倒立的图像。视网膜上的感光细胞受到光线的刺激，进一步将物体的形象传输给大脑。不过，此时的成像还是倒立的，需要经过大脑的调节处理，我们才能看到事物的原貌。

简单来说，眼睛看东西的过程，与凸透镜的原理是一致的。生活中，凸透镜原理应用得非常广泛，比如照相机、望远镜、显微镜等等。那么，你知道还有哪些东西运用到了这个原理吗？

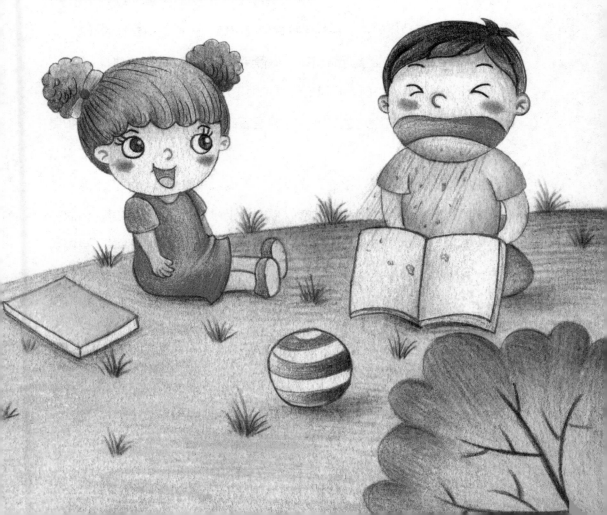

为什么会眨眼

当我们受到惊吓时，或者风吹到眼睛时，都会下意识地眨眼睛，这是身体的一种本能反应。可是，这种本能从何而来呢？我们为什么要眨眼睛呢？

眨眼睛有两种原因：一种是保护性的眨眼睛，一种是不自觉的反应。

我们知道，当灰尘接近眼睛时，眼睫毛可以把它们挡在外面，但是，当飞虫和风沙扑面而来时，眼睫毛就有点力不从心了。怎么办呢？不用急，这时候眼皮会不由自主地放下来。这就是眨眼睛的第一个原因——保护眼睛免受意外伤害。

至于不自觉的眨眼，指的是在没有外界刺激的情况下，人们下意识地眨眼睛的过程。原来，眼睛有泪腺，储存着泪水，每次眨眼睛时，泪腺开口处受到压力，流出泪水，能够起到湿润、清洁和保护眼球结膜、角膜的作用，还能有效防止眼睛干燥。可以说，每次眨眼睛就等于是在"哭"。

此外，眨眼还能使眼睛得到短暂的休息。眼睛用久了，也会觉得困乏，眨眼的瞬间不用看东西，就像睡着了似的，能够缓解疲劳。

　　有的人特别爱眨眼睛，造成眼睛过于劳累，从而影响视力。产生这种毛病的主要原因是：由于患有某些眼病，眼睛为减轻不舒适的感觉，只好加快眨眼睛的频率，时间一长就养成爱眨眼的习惯，等眼病治好了，仍然留下了爱眨眼的毛病。

　　爱眨眼睛并不是病，如果没有不舒适的感觉，就不需要治疗，只需克制，尽量减少眨眼的次数，过一段时间就会好转。如果在爱眨眼的同时，还有怕光、流泪、视力下降等症状，就应及时到医院诊治。

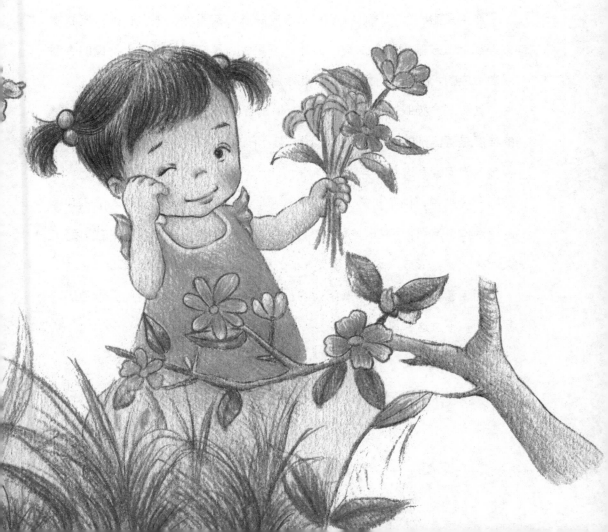

为什么会有黑眼圈

当人们熬夜时间太长，或者休息不好的时候，会长出黑眼圈，也就是我们俗称的"熊猫眼"。那么，"熊猫眼"是怎么产生的呢？

产生黑眼圈的原因有很多种，眼皮静脉血流不畅、眼皮松弛、皮肤褶皱等都能造成眼圈肤色加重。另外，不要以为黑眼圈都是后天不良的生活习惯造成的，实际上，黑色素的长期沉积也有可能形成黑眼圈。

其实，"熊猫眼"虽然都是黑色的，但是若仔细观察，仍然不难发现其"黑"的程度是有区别的，有的是青色黑眼圈，有的是茶黑色黑眼圈。那么，"熊猫眼"为何会有这些差异呢？

一般来说，由于年轻人的工作或者学习压力比较大，极易养成不规律的生活作息习惯，不按时吃饭、不按时休息、长期的睡眠不足等造成的疲劳，久而久之就会形成黑眼圈。这类人群的黑眼圈多属于青色黑眼圈。

而随着年龄的增长和黑色素的长期沉淀，一些人的眼睛周围也会形成黑眼圈，不过这种黑眼圈多属于茶黑色黑眼圈。

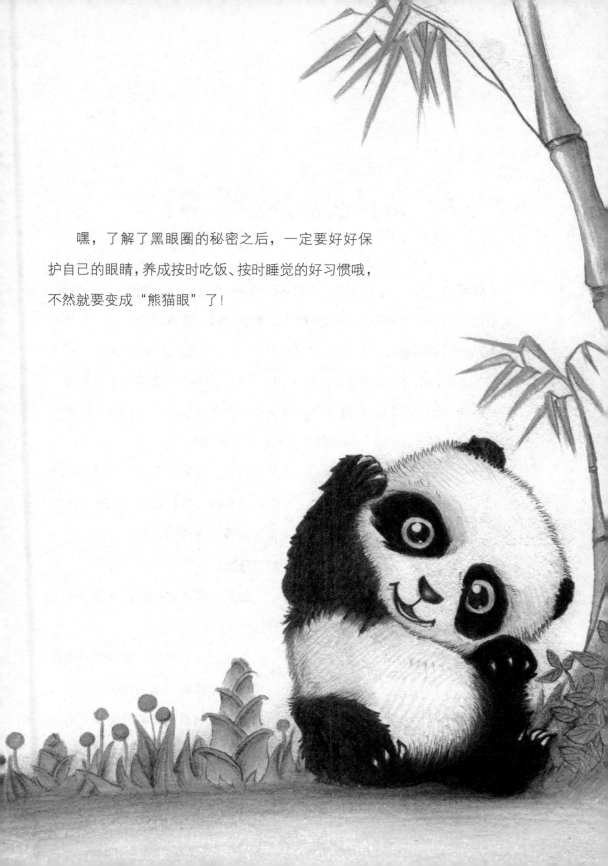

嘿，了解了黑眼圈的秘密之后，一定要好好保护自己的眼睛，养成按时吃饭、按时睡觉的好习惯哦，不然就要变成"熊猫眼"了！

为什么会流眼泪

体育课上，不小心崴到脚时，会疼得流泪；做错作业，老师训斥的时候，会委屈地流泪；生病发烧，爸妈细心呵护的时候，会感动得流泪……从小到大，我们不知道流了多少泪，可是，你知道为什么人会流眼泪吗？

风沙吹进眼睛，会流泪；感动了，会流泪。这两种眼泪有什么区别呢？前者叫作反射性流泪，是身体自我保护的一种条件反射；而后者叫作情感性流泪，就是当人们受到情感的影响时而流下的眼泪。

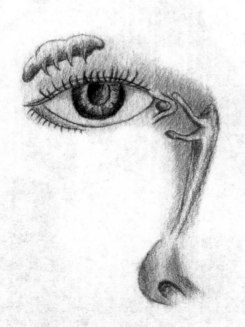

眼泪的大部分是水，但是其中也含有少量的无机盐和其他物质，所以，当眼泪流到嘴里时，我们能感觉到咸咸的味道。

眼泪具有很多好处，下面我们就详细地说一说。

首先，眼泪中的一些物质具有防卫作用，能抑制细菌的生长扩散。其次，分泌眼泪也是新陈代谢的一种方式，可以避免肿瘤的形成。第三，流泪也是人体排出毒素的一种方式。

  从情感上来说，流泪也是一种释放情绪的方式，如果该流泪时不流泪，情绪就会受到压抑，而情绪压抑正是引起高血压和精神障碍的重要原因。所以，如果你遇到了无法解决的难题，或者有什么天大的委屈，不妨大哭一场。不过，任何事情都过犹不及，无休无止地哭泣也会对身体造成很大的伤害。

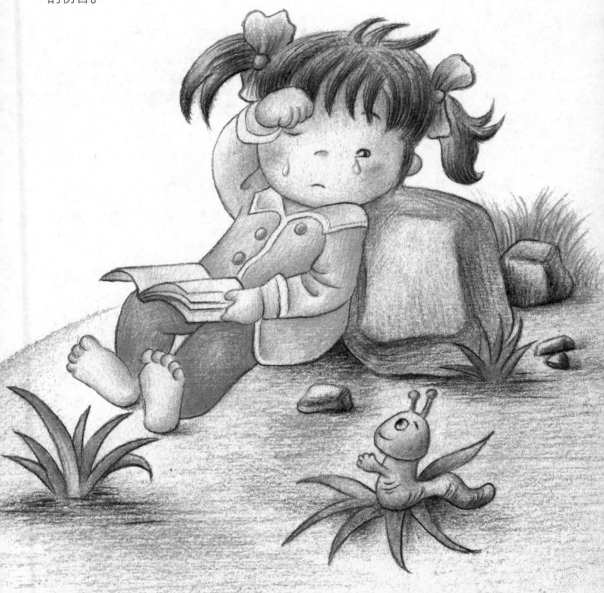

为什么会**换牙**

你还记不记得自己换牙时候的事情呢？父母总是叮嘱我们："如果下面的牙齿掉了，要扔在房顶上；如果上面的牙齿掉了，要扔在下水道里。"父母的话或许没什么科学依据，但是却寄予了暖暖的爱意。那么，人为什么会换牙呢？

两三岁小孩的牙齿非常小，一个挨着一个地长在颌骨上，排列得非常整齐，我们称之为乳牙。乳牙虽然好看，但是却不耐磨，也不怎么结实。不过，婴儿吃进嘴里的食物非常容易咀嚼，而且量也不大，乳牙完全能够完成咀嚼任务了。

可是，随着年龄的增长，颌骨也渐渐长大，20颗乳牙根本无法占满整个牙床，从而使得牙与牙之间的缝隙越来越大，咀嚼食物也越来越不舒服、越来越不方便，此时就需要换一副新的牙齿了。

大约在6岁的时候，孩子的左右乳牙开始逐渐脱落，第一磨牙首先长出来；到了14岁左右的时候，所有的新牙基本就长齐了。这副牙齿称为恒牙，总共有32颗，上、下颌各有16颗。不过，也有一些人的第三磨牙终生都长不出来。

恒牙的数量多、质量好，足以代替乳牙满足人类的所有需求，因而会伴随我们一辈子。不过，如果我们对恒牙不够"好"的话，它们可是会抗议的，比如吃糖太多，会形成蛀牙等等，都会影响到我们的正常生活。

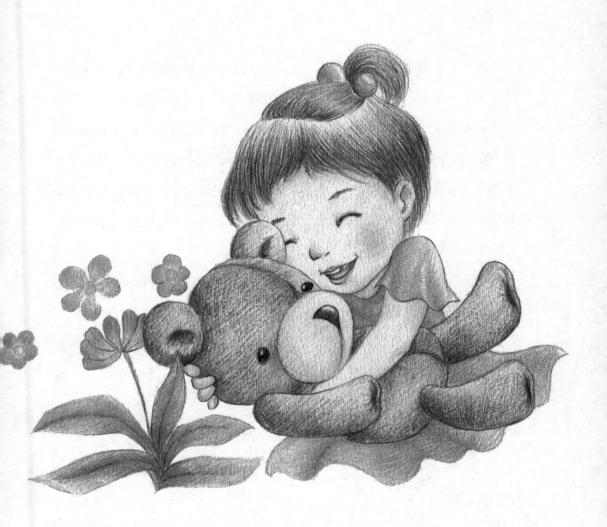

为什么要刷牙

清凉的牙膏、涨满口腔的泡泡，以及刷牙之后的清新口气，让我们开始愉快的一天。那么，我们为什么要刷牙呢？

我们经常听到一句话"病从口入"，为什么这么说呢？因为很多食物看上去很干净，实际上却含有很多细菌。当人们吃完食物之后，总会有食物残渣残留在牙齿的缝隙中。长期如此，口腔中就会形成细菌。这些细菌会与唾液中的糖蛋白一起发酵成牙菌斑。久而久之，食物残渣与牙菌斑就会形成软垢附着在牙齿的周围。

这些附着在牙齿周围的细菌可以使食物中的糖分解发酵产生酸，从而破坏牙齿（主要成分是钙）硬组织，形成龋齿，甚至还会破坏牙龈组织，导致牙龈发炎。此外，如果牙齿周围的食物残渣、细菌得不到及时清理，还有可能形成牙石。由于牙石生长在牙齿根部的牙龈里，所以会给人一种牙根暴露、牙齿很长的错觉，这是一件看上去非常恐怖的事情。

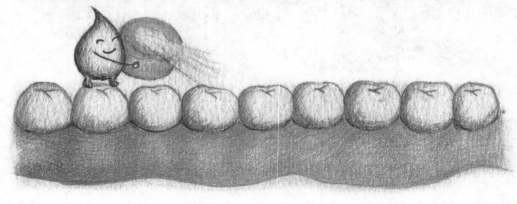

这下你知道刷牙的重要性了吧！刷牙可以有效地清洁牙齿上的细菌和食物残渣，从而促进牙龈的健康成长，保护牙齿不受伤害。当然，如果我们遇到一些不方便刷牙的场合，也可以采用漱口的方式来清洁口腔卫生，虽然它的作用比不上刷牙，但是也能暂时减少口腔中的细菌。

现在，我们来回忆一下第一次刷牙时的感觉吧！

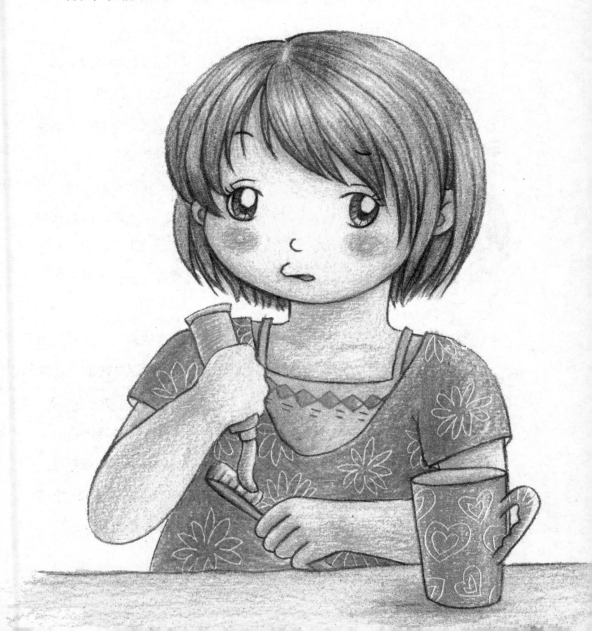

为什么人的肤色不一样

一般来说，世界上主要有三种不同肤色的人：黄种人、白种人、黑种人。其中，亚洲人大多是黄种人，欧洲人大多是白种人，非洲人大多是黑种人。那么，为什么同样是黄种人，肤色仍然有着很大的差别呢？为什么有的黄中带白，有的黄中偏黑呢？是什么原因在影响着人们的肤色呢？

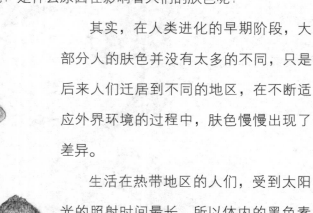

其实，在人类进化的早期阶段，大部分人的肤色并没有太多的不同，只是后来人们迁居到不同的地区，在不断适应外界环境的过程中，肤色慢慢出现了差异。

生活在热带地区的人们，受到太阳光的照射时间最长，所以体内的黑色素积累得最多，肤色也最深。

生活在寒冷地带的人们，由于常年光照不足，体内的黑色素很少，故而肤色最浅。

　　而生活在温带地区的人们，受到阳光照射的程度居中，体内的黑色素居中，所以皮肤的颜色也介于上述两种人之间。

　　现在我们应该能够明白了，皮肤颜色的差异其实是人类在漫长的进化过程中，不断适应大自然的结果。

　　此外，除了黑色素对肤色的影响之外，皮肤的厚度、血液的供给也能改变皮肤的颜色，譬如人在患病的时候肤色也会出现一些异常之处，比如特别红润、过于苍白等等。

　　有时候，同一个人身体的不同部位也会有不同的肤色。比如夏天的时候，长期暴露在阳光下的部位会显得比较黑，而被衣服遮盖住的部位会比较白，这也是因为受外在环境影响使不同部位黑色素的沉积不同而造成的。

　　现在，你知道为什么不能在太阳下暴晒了吗？

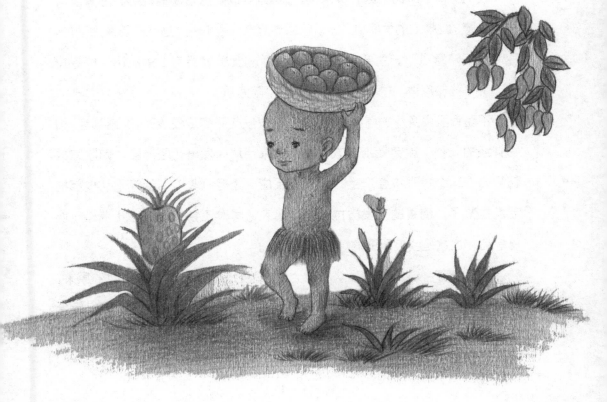

为什么天冷会出"鸡皮疙瘩"

不论什么时候，如果衣服穿得少，只要刮来一阵冷风，人体皮肤上就要鼓起一粒粒的小疙瘩，看上去很像拔光毛的鸡皮，所以叫"鸡皮疙瘩"，西方人也称为"鹅皮疙瘩"。其实，除了受冷的时候，人们在受到刺激的时候也有可能出"鸡皮疙瘩"呢！

我们身体的肌肉大致分成两类，一类是可以随意活动的，称为"随意肌"，比如胳膊、腿脚上的骨骼肌，想动就能动起来；另外一类是不能随意活动的，称为"不随意肌"，主要是胃、肠、气管、食管等器官上的肌肉。能令皮肤产生"鸡皮疙瘩"的竖毛肌正是这种不随意肌。

不随意肌由身体的植物神经支配。当皮肤受到寒冷侵袭时，交感神经（植物神经的一种）就会受到刺激而兴奋起来，从而发出让竖毛肌立即收缩的信号。在这个过程中会产生一系列的反应：竖毛肌收缩，就等于从根部把毛发拉紧了，倒着的毛发被拉得直立起来，同时还会从根部毛孔带起一块小疙瘩，这就是我们所谓的"鸡皮疙瘩"。

可是，有时候，人们在发烧时也会出"鸡皮疙瘩"。这是为什么呢？原来，在发烧的时候，体温升高，血管随之扩张，皮肤上的毛孔就会张开以散发热量。当毛孔张开的时候，发烫的身体感受到的外界温度比较低，所以人就会感到寒冷，会起"鸡皮疙瘩"。

　　有人或许会发问：受到刺激时，为什么头发不能竖起来呢？这是因为头发很长，竖毛肌很难把头发拉直。若是一个人的头发非常短，那么愤怒时头发也可以竖起来。这么说你就明白"怒发冲冠"的含义了吧！

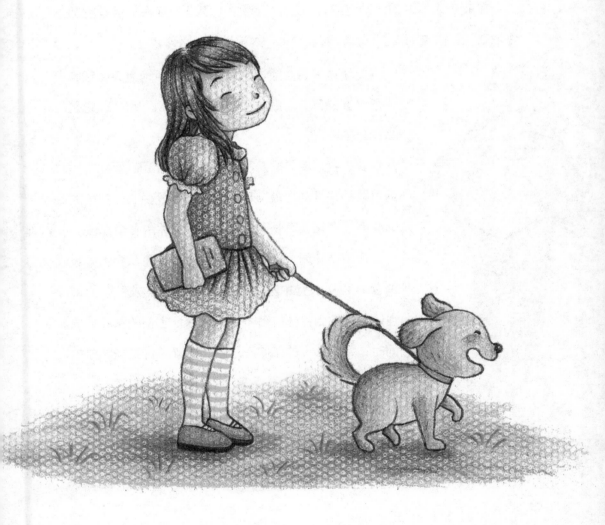

血液循环有什么用

血液是人体内的流动组织，虽然我们感觉不到它的存在，但是它却不停地在人体内流动着。那么，血液在人体内流动有什么作用呢？

笼统说来，血液流动能够源源不断地为人体细胞提供所需要的营养，顺便搬走多余的废物。那么，它是怎么工作的呢？

首先我们要了解一下心脏。心脏是血液循环的动力，通过跳动来推动血液流动，所以血管是由心脏开始的。血管有粗有细，有长有短，密布于身体的各个部位。

血液循环就是在血液流动的时候，将从食物中吸收的营养和从肺管中吸进的新鲜氧气转换成干净的动脉血，并运输到身体的各个部分，保证它们的营养需求。同时，各个部位的细胞把废物、毒素等排到静脉血中，最终通过呼吸、排汗、粪便等方式排出体外。

　　就这样，血液在运输营养物、排出废弃物的往返过程中完成了循环运动。那么，你知道为什么大人总是叮嘱我们要多喝水吗？

　　这是因为血液的大部分是水，当身体缺水时，血液中的水成分也会减少，而血液的密度则会变大，从而导致血流困难、心脏压力增大等不良后果，身体状况也会随之变差。故而，为了让我们的血液能够正常运转，为了让我们的身体不会处于一种饥渴的状态，我们平时应该养成多喝水的好习惯。

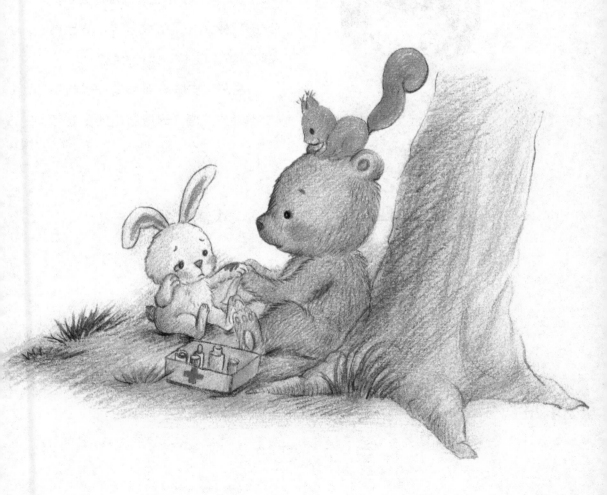

长期浸水的手脚为什么会变皱

小的时候，大家都喜欢玩水，但是手、脚在水中长时间浸泡之后，皮肤就像是长了皱纹一样，皱巴巴的，你们知道这是为什么吗？

原来，皮肤表面布满一层肉眼看不见的油脂，这层油脂的用处可

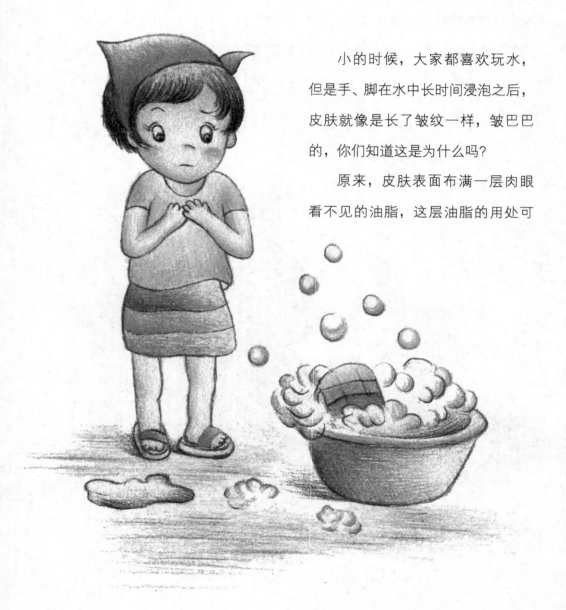

大了，它能有效防止皮肤直接从外界接收水分。但是，水有放松和软化皮肤组织的作用，所以当手脚浸泡在水中一段时间之后，皮肤表面的油脂就会被水给除去。

当油脂消失后，皮肤就会开始吸收外界的水分了。由于皮肤外边的表皮层与下面的真皮层并不是完全结合在一起的，它们只是某些地方紧密结合，而某些部分又是相互分离的。因此，当表皮吸收了水分时，那些没有与真皮层紧密结合的部位就会"肿胀"起来，而那些与真皮层紧密结合起来的部位则成了凹陷状。因此，表面皮肤看起来才会像有皱纹一样。

据说在很久以前，有些贫穷人家的妇女靠给别人洗衣服为生，被人们称为"漂母"。由于长期泡水，她们的手指常年都是皱皱的，因此这种褶皱的皮肤也叫作"漂母皮"。

其实，这种现象不只是出现在手脚上，身体的其他部位也会发生，只是由于手和脚的表皮层比较厚，褶皱比较明显而已。

现在也有一些科学家认为手指起皱是为了排出水分，以增强手指的摩擦力，就像汽车轮胎一样。当然，这只是一种假说，还需要持续不断地研究，并需要论证为何这一特征只出现在哺乳动物——人类和恒河猴等少数的物种之中。

心跳会受情绪波动的影响吗

平时，我们几乎感觉不到自己的心脏跳动，但是，当生气、激动的时候，却又能够明显感觉到心脏"扑通扑通"的声音，这是怎么回事呢？难道一个人的情绪还会影响到心跳吗？

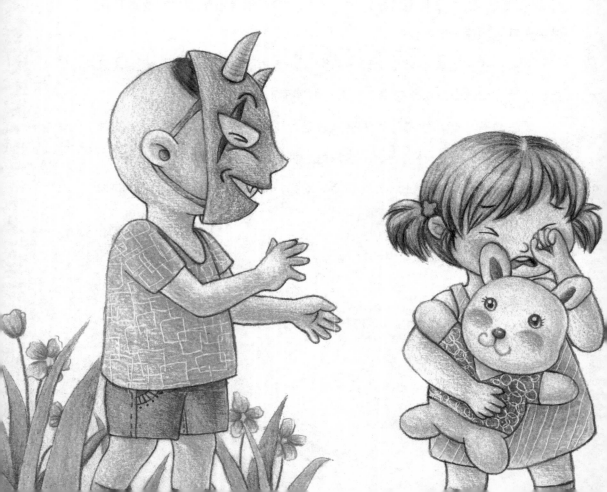

　　原来，当我们受到外界事物的感染，情绪产生波动的时候，那些随之而来的刺激会进入我们的大脑皮层，然后由不同神经传输下去，最后通过交感神经传到我们的心脏。心脏在受到刺激后，会释放出一些物质，这些物质反过来令心脏传导加快，这个时候我们就感觉到自己的心跳变快了。

　　我们都知道心脏是人体的血液输出站，当心跳加快的时候，心肌的收缩能力也在加强，这样其实加重了心脏负担，这也是为什么心脏病人不能有太大情绪波动的原因之一。

　　看来情绪与心跳还真是有着紧密的联系呢！如果你能很好控制自己的情绪，那么在情绪稳定后休息一会儿，那些刺激就不会再影响到大脑皮质了，心跳也会慢慢恢复正常。但是，如果激动情绪持续的时间比较长，大脑皮层便会处于高度兴奋状态，从而导致心跳持续加快，血压也会不断升高，这对于一个高血压患者来说是很危险的。

　　其实，对心脏危害最大的莫过于悲痛。悲痛的表现方式多种多样：既有高度紧张，又有无法释怀的抑郁和忧伤，甚至还包括愤怒与敌意。那些沉溺于悲痛的人常常不按时吃药、懒得运动，他们重新用烟草、酒精甚至毒品来麻痹自己。在悲伤的气氛中，人体的交感神经系统分泌出大量的压力激素，使心跳加速、动脉收缩，进而出现某些心脏病发作时的症状，比如心痛、气短和休克等。

　　因此，我们平时应该注意稳定自己的情绪，保持快乐的心情。

为什么会有疼痛感

　　划伤流血时，会感觉到疼痛；受到委屈时，也会感觉疼痛。每个人的一生都要经历这样那样的疼痛，它们或者是来自于身体上的疼痛，或者是来自于心理上的疼痛。那么，疼痛感是怎么产生的呢？

　　其实，和人们的触觉、嗅觉、听觉一样，痛觉也是人们对外界事物的一种感知。它是人体神经在接受刺激后，将信号传递到大脑时产生的反应。在没有任何刺激或者只有普通感受器传入信号时，抑制神经元就会阻止发射神经元发射信号给大脑。然而，当疼痛感受器传递的信号更为强烈时，抑制神经元则会停止活动，不再阻止发射神经元传送信息。这时，我们就感受到了疼痛。

　　很多人都怕痛，实际上疼痛不一定是坏事，因为它能够辨别外界对人体的伤害程度，这种疼痛感能够保护人体，防止受到进一步的伤害。譬如，在可承受的范围内，手被火烫了一下或许没那么疼痛，但是如果手被烫伤，那么首先它会立即缩回来；其次，以后出现同样的情况时，我们也会注意规避危险。

　　此外，疼痛还能预测疾病。很多人知道肚子疼可能是肠胃出现了毛病，牙疼可能是牙龈出现了故障，而头疼可能是发烧感冒引起的。因此，根据这些疼痛可以诊断疾病，防患于未然。

人们常说，小孩、老年人和女人是最容易感受到疼痛的人群，你同意这种看法吗？你害怕打针引起的疼痛吗？

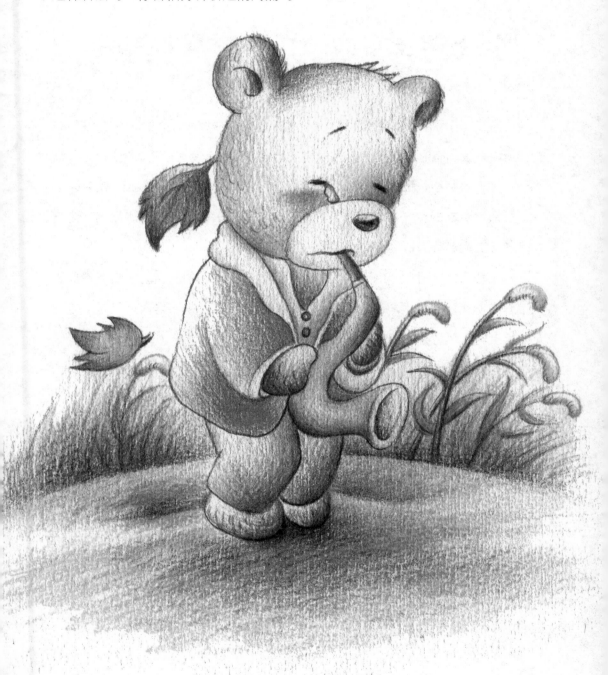

世界上有蓝色血液的人吗

很多小说中都写到蓝色血液的种族，因其血统少见，故而非常高贵，所以，我们有时候也会有困惑：这个世界上到底有没有蓝色血液的人呢？

不要疑惑，世界上根本没有蓝色血液的人，所谓的"蓝血"是用来特指欧洲贵族的。"蓝血贵族"一词源自西班牙王室，因为西班牙人认为贵族身上流淌着的是最为高贵、纯正的蓝色血液。

其实，"蓝血"的形成是有着一定的历史原因的。当时，欧洲贵族十分推崇使用各种银质器具来表明自己的高贵地位，从而导致他们在一定程度上出现了"银中毒"现象。

表面看上去，他们的皮肤白皙、细嫩，就连静脉血管都清晰可见，恰好与经常干重活的黝黑肤色形成鲜明的对比。

于是，他们经常自豪地挽起袖管，炫耀自己雪白的皮肤、蓝色的血管，久而久之，人们都觉得贵族们的血液是蓝色的。

后来，人们就用"蓝血"来泛指贵族和那些智慧型的精英人才。

其实，只要是皮肤白皙的人，都能透过雪白的皮肤看到蓝色的血管。事实上，血液中含有大量红细胞，红细胞中含有大量的血红蛋白，而血红蛋白的主要元素是铁，铁质是红色的，所以血液的颜色也是红色的。因此，世界上根本不存在蓝色血液的人。

　　看来"蓝血人"只存在于小说中啊！

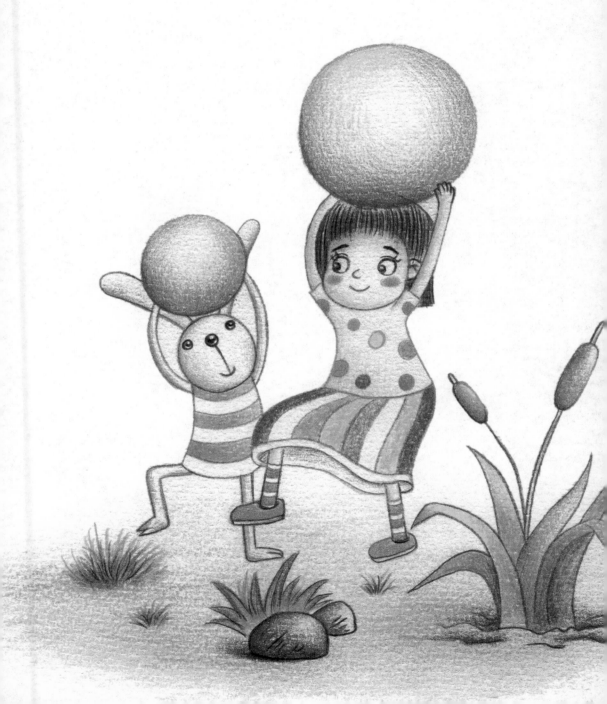

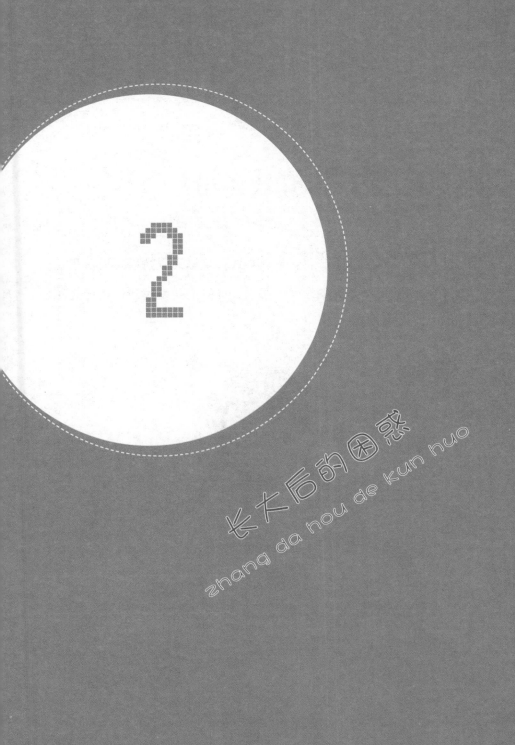

2

长大后的困惑
zhang da hou de kun huo

头发有什么用

大多数的女孩子都喜欢留长发，清新飘逸，增添无限娇媚；男孩子就不一样了，他们喜欢干净清爽的短发。那么，你知道头发对我们有什么作用吗？

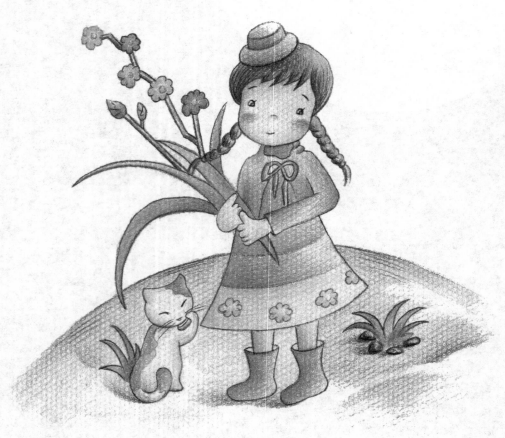

有人说："头发是皮肤的附属物。"事实上，头发不光是皮肤的附属物，而且对我们非常有益。比如在夏天的时候，头发不仅能让我们避免有害的紫外线直射，还会帮助我们散发热量，得到清凉。而在冬天比较寒冷的时候，头发又会为我们保持一定的热量。除了以上功能外，头发还是头部的"天生保护伞"。因为无数根头发的存在，我们可以免受很多细菌的侵扰，当然，还可以缓冲外部重物对头部的伤害。

除此之外，头发的感觉相对于其他器官而言更加灵敏，当外界的环境发生变化并对我们产生影响时，头发可以第一时间感知，然后向大脑发出信号，大脑也会在接到信号后作出反应，下达命令保护我们的身体。

头发的最后一个作用是美容。不管是男孩子，还是女孩子，不管是长发，还是短发，只要我们修理得整洁大方，那么，头发就会成为我们的个人形象的"点睛之笔"，反之，则会让人产生不舒服的感觉。

其实，即便头发被剪掉之后，也仍然很有用。在理发店和美容院中，剪掉的头发是被当做垃圾扔掉吗？当然不是，它们有十分重要的用途。

大家都知道西装衣领的材质通常比其他布料更硬，其实这种布料里面，除了混有羊毛、棉、聚酯纤维以外，还含有人的头发。此外，如果将头发拿去电解，我们就能够从中萃取出一种叫做"牛胱胺酸"的物质。这种物质可以作为烫发的一种新型材料，它最大的好处就是不伤发质，因此非常受欢迎。而且，这种物质还可以用来做气管改善剂或肝药。

不仅如此，头发还有让人瞠目结舌的用途。人的头发主要是由蛋白质构成的，如果将其分解，能够得到20种氨基酸。这些氨基酸完全可以用来作化学调味料或高汤、面汤的底料，而且味道很好。

眼皮跳跟运气有关吗

"左眼皮跳财，右眼皮跳灾"是一句流传很广的俗语，有些人将信将疑，不少人则深以为然。那么，眼皮跳跟运气真的有关系吗？

很明显，略具科学常识的人都知道这句话是无稽之谈，眼皮跳和运气完全是风马牛不相及的两件事。那么，什么原因导致眼皮跳动呢？

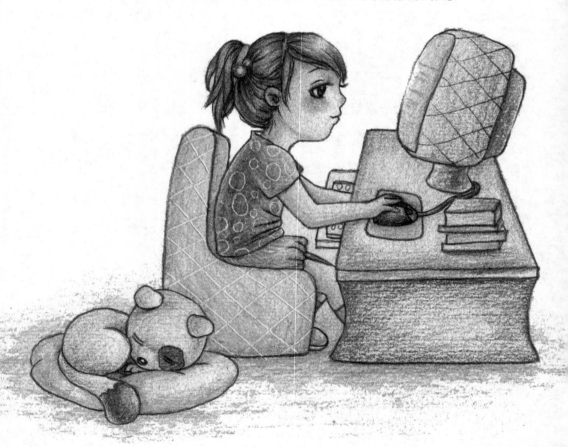

准确来说，跳的并不是眼皮，甚至也不是表面皮肤，而是神经"控制"着眼皮周围的肌肉在"运动"，也就是说，眼皮表面的皮肤并没有异常，我们都"上当"了。

大多数眼皮跳动是由我们的主观原因造成的，比如：太专注于自己的学习和工作，造成的压力增大；长时间玩电脑或手机游戏，不给眼睛放松的机会等等，都可能引起眼皮跳动，毕竟眼皮不是机器，需要一定的休息时间。这种情况下，我们只需放松心情、舒缓压力，进行适当的休息，即可结束眼皮的"抗议"；也可以做做眼保健操，用按摩的方式释放眼部的压力。

在极少数情况下，远视、近视或者散光等也会引起眼皮跳动，一般而言，视力矫正之后，眼皮跳动的现象也可以得到缓解。

此外，强烈的光线刺激、异物进入眼睛也有可能导致眼皮跳动，我们往往休息一段时间之后，便可恢复正常。

当然，眼皮跳也可能是某些疾病的前兆。绝大多数人只局限于上眼皮或下眼皮的跳动，但如果在某个时间，内眼皮突然跳动起来，无法控制，或者从单纯上眼皮或下眼皮跳发展为上下眼睑抽动，甚至发展为同侧面部肌肉的不自主抽动，此时则可能出现了面神经、三叉神经等脑神经受损、中风等疾病，需要到医院进行诊治。

为什么会脸红

当你当众出糗的时候，当你被人表扬的时候，当你不好意思的时候，是否会突然觉得脸颊变得发烫呢？是否会察觉到自己的脸红了呢？

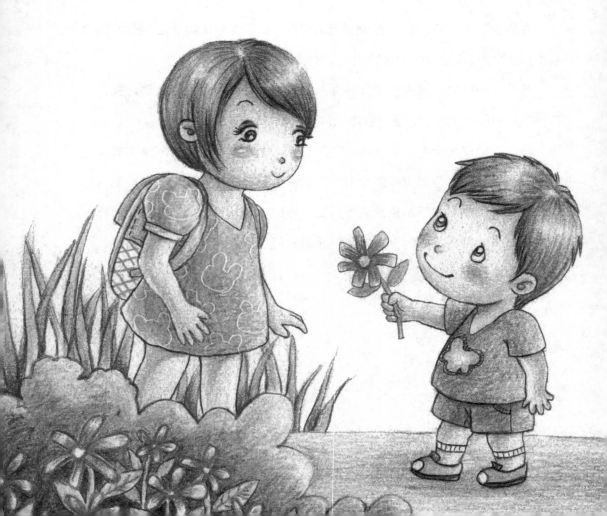

脸红是伴随突如其来的羞涩感产生的自然反应，是人类的普遍现象，而且只有人类会脸红。尽管从心理学角度来说，脸红的原因仍然是个谜团，但是我们已经知道了人在脸红时所经历的物理过程。

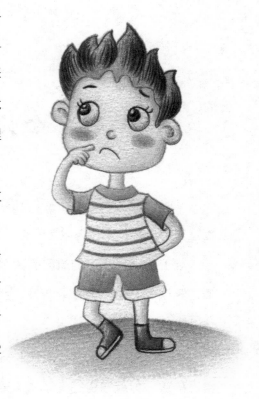

当人们感觉到尴尬时，身体会释放肾上腺素。这种激素是天然的兴奋剂，会对身体产生一系列的影响。肾上腺素使人们的呼吸和心跳加快，并做好逃离尴尬的准备；人们的瞳孔会放大，以看到尽可能多的东西；肾上腺素还会减慢人们的消化过程，使能量重新传入肌肉，这也是我们在尴尬的时候容易颤抖的原因。

此外，肾上激素还会使血管膨胀，加快血液流动和氧气输送，这就是脸红的原因。因为脸上的血管会响应身体发出的信号，"借道"给肾上腺素，使其大行其道。最后，脸上的静脉会扩张，导致更多的血液流过血管。此时，人们的脸会变红，别人也借以知道我们正处于尴尬之中。

不过，喝酒或者兴奋的时候，虽然也会脸红，但是它们另有原因，只有尴尬时的脸红是由肾上腺素触发的。

为什么会长青春痘

"呀！这么大一颗痘痘，赶紧挤掉，长在脸上多难看啊！"你是不是也这么想过呢？不过，以后千万不要这么做了。

脸上出现青春痘的原因有两个：第一个是皮肤太油，或者脸上的皮肤清洁不到位，导致毛孔堵塞造成的；第二个原因则比较常见——青春期身体激素的失衡。

那么，你是不是有"为什么青春痘总是长在脸上"的疑问呢？看一下自己的被子你就知道答案了。如果没有父母帮我们勤换被套的话，被子的前端就会出现很多油乎乎的黑色块，这些是我们平时睡觉的时候，从脸上"挤"出来的分泌物，也就是说脸上的分泌物比其他部位都多。

当然，也有很多人的痘痘长在背上，这也是紧挨背部的床单更容易脏的原因。总之，分泌物比较多的地方——脸部和背部——是最容易出现痘痘的部位。

现在你是不是已经知道该怎么对付青春痘了呢？没错，我们首先要做的，就是多清洁长痘痘的部位，不给油腻物堵塞毛孔的机会。其次，我们还要少吃油炸类的食物，多喝水，多做运动，减少身体内的沉积物。最后，彻底丢掉挤痘痘的坏毛病，因为这样做的话不仅挤不掉痘痘，反而会给皮肤造成伤害，形成或大或小的"坑"。

如果你能够遵守以上"规矩"的话，痘痘就会离你越来越远了。

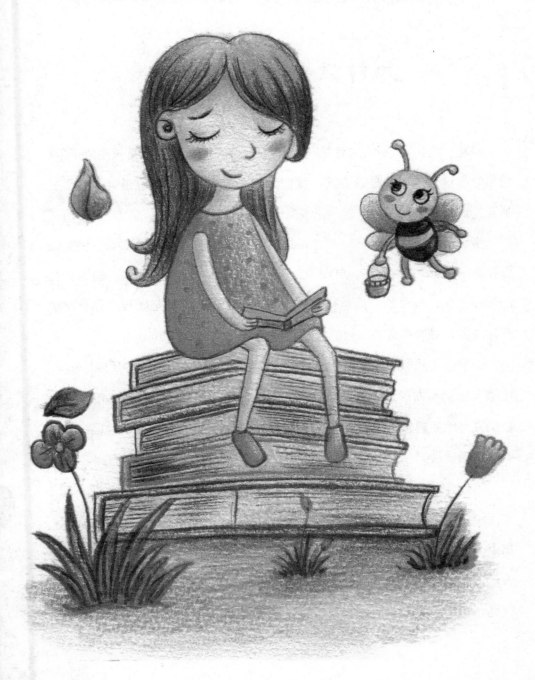

为什么要长指甲

"哇！哇！呜……"又有"战争"发生了。瞧！两个小家伙都被挠成了"花脸猫"！这时候，你是否要问：我们为什么要长指甲呢？难道就是为了去抓花别人的脸吗？

事实上，在人类进化之初，指甲除了能够帮助人类获得食物，确实还曾作为"武器"存在，其功能相当于一把剑或者一把刀。后来，随着人类的不断进化，指甲的作用也被其他物品一步步取代，其坚硬程度和长度也开始减弱，最终变成了如今的样子。

指甲是由我们的皮肤衍生的，就像古时候行军打仗时候的"盾牌"一样，能够在指尖前面形成一种"天然保护区"，还能增加手指的敏感度，帮助我们更好地完成挤压、抓挠等活动，比如吹出的泡泡，只要指甲轻轻一碰，就会瞬间破裂。

另外，我们还可以通过观察指甲来了解身体的健康状况。比如，健康的指甲大多色泽粉红、平整光洁；指甲上白点太多通常是神经衰弱的症状；指甲凸凹不平或者出现沟纹，代表身体的营养不均衡；指甲上有黄色细点，表示患了消化系统的疾病；指甲上起小细粒是药物中毒或体内有寄生虫的征兆；指甲下端的半月形如果很大，表示血液循环很快，如果小，表示血液循环不好，到了极度贫血的时候，半月形会完全消失；指甲上有直线，是操劳过度及用脑过度的证明；指甲上若有许多顶针样的小坑，多半是银屑病的晚期病症表现等等。

因为指甲在不断地生长，长指甲里面很容易藏污纳垢，所以小朋友们要定期剪短指甲，而不要用牙齿去咬指甲。

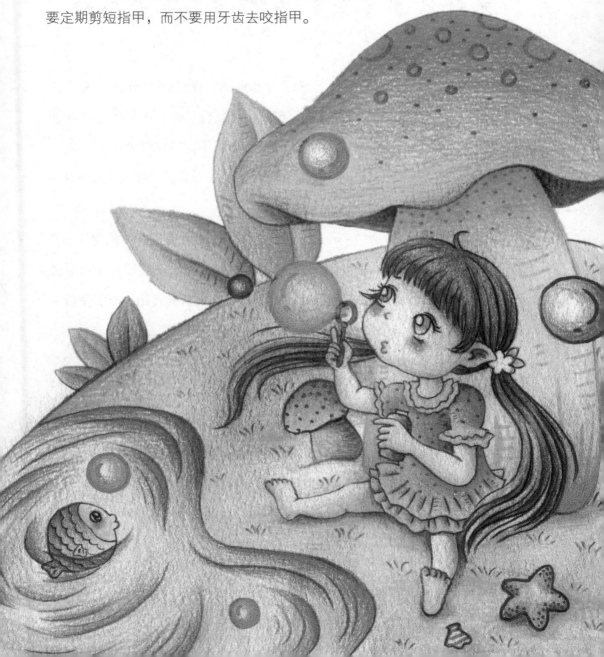

为什么手指甲比脚指甲长得快

每隔一段时间，我们都要修剪手指甲和脚指甲。可是，你发现了吗？手指甲的生长速度要远远超过脚指甲，往往修剪了两三次手指甲，脚指甲还没长长呢。你知道这是为什么吗？

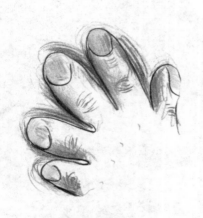

人的手指甲和脚指甲都是皮肤的附件，是由一种从表皮细胞演变出来的硬角蛋白质组成的。表皮细胞从出生一直到死亡，始终在不停地新陈代谢，新的角蛋白不断地产生出来，因此，指甲也在不断生长。

手指甲和脚指甲有保护手脚的功能，使手脚在活动时不致碰伤柔软的尖端。但是，二者的生长速度确实是不一样的。一般而言，手指甲每天生长 0.1 毫米，脚指甲每天只生长0.05毫米。那么，为什么手指甲长得快呢？

指甲的生长速度受年龄、健康、季节和外部刺激影响，经常摩擦会使指甲的生长速度加快。我们通常用手活动的机会比较多，所以手指甲比脚指甲的磨损快，为了保护指尖，手指甲自然也长得比脚指甲快。

　　同样的道理，右手的指甲长得比左手的快，而中指指甲长得最快，小指指甲长得最慢。而且，指甲在白天的生长速度比晚上快，夏天比冬天快。这些都说明，指甲使用得越多，生长得越快。

　　那么，如果不修剪手指甲，它会一直按照固定的速度生长吗？答案是：不会的。指甲只有在损耗、修剪的情况下才正常生长，如果长时间不修剪，指甲的生长速度就会放缓。

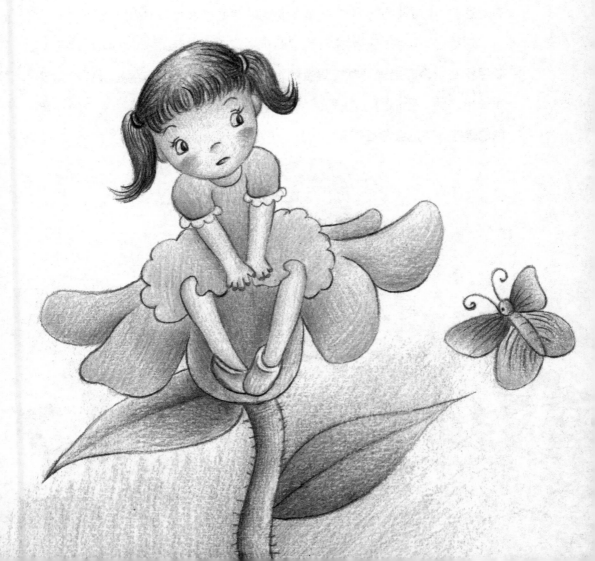

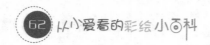
为什么会长 胎记

　　你有没有在自己身上，或者别人身上发现一些"小斑块"呢？你有没有对这些"小斑块"产生好奇心呢？你想不想知道这些"小斑块"的秘密呢？

　　这种"小斑块"被大家称为"胎记"。胎记实际上是痣的一种，是皮肤组织在发育时出现异常而导致的，有的是天生就有，有的是出生不久以后长出来的。胎记的颜色很多，有青色的、黑色的、红色的、褐色的、紫色的等等，有的会随着年龄而消失，有的却会保留一辈子。

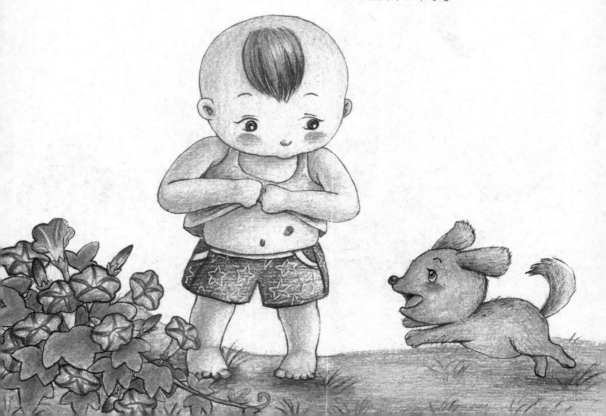

新生儿的胎记发生率约为 10%，可以说非常普遍，大部分的胎记只是影响美观，不需要特别处理，但是有些胎记会对身体器官造成伤害，必须积极治疗。例如有些海绵样的血管瘤增生过快，会造成肢体残缺，不仅外观不好看，还会造成功能障碍。甚至血管瘤的扩张速度太快时，会形成组织坏死、出血不止等。有些长了毛的黑痣，还可能成为日后发生癌变的隐患。

另外，胎记若长在脸上、手脚上等明显部位，也会给人形成一定的困扰；特别对小孩子而言，更容易在成长的过程中产生自卑或自闭的倾向。好在如今科技发达，人类已经有了激光治疗、外科治疗、冷冻治疗等诸多方法来消除胎记了。

还需一提的是，人类的胎记，除最常见的"蒙古斑"——因青色或灰蓝色的斑多出现于蒙古人种（即黄种人），所以在人类学上被称为蒙古斑，之外还有几种：一种是不高出皮肤、呈淡棕色的胎记，因其色泽酷似掺有牛奶的咖啡，故称为牛奶咖啡记。这种胎记无害于人体。不过，如果婴儿身上有多处出现（一般 6 处以上），那就预示着该婴儿可能患有一种少见的遗传性疾病——神经纤维瘤。还有两种起因于血管的胎记。一是紫红色的色斑或带紫色的红斑，多见于头面部和上肢，这种斑虽然有时会有所缩小，但一般是终身不褪的；二是"草莓痣"，这是一种隆起于皮肤，其表面高低不平，呈黑红色的生长物。这种痣在生后 6～12 个月会逐渐增大，以后便渐渐从痣的中央开始消褪，一般在婴儿期都会消失。

色盲患者无法分辨颜色吗

很多人认为，这个世界对于健康的人来说，是色彩缤纷的，而对于患有色盲的患者来说，却是黑白的。但是，事实并不是这样。

对于大多数色盲患者而言，他们只是对某些颜色的感知能力比较弱而已，并非完全无法区分颜色。也就是说，他们可以像我们一样，欣赏这个

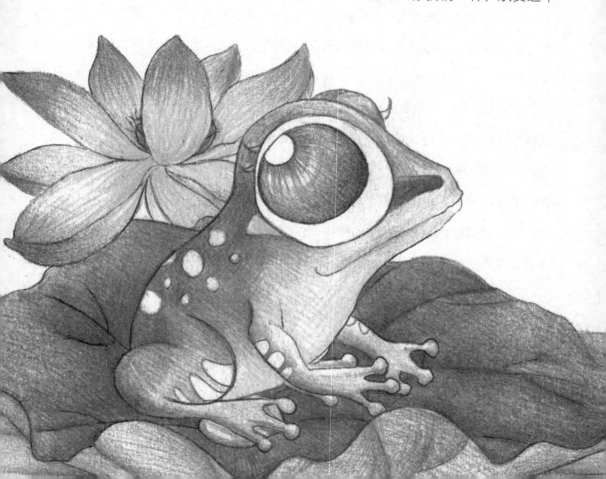

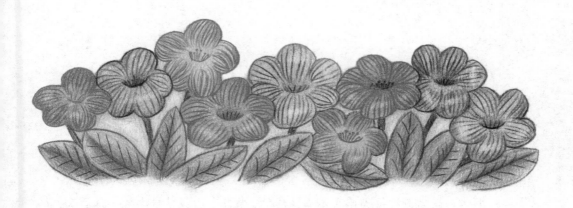

美丽的世界，只是他们有色觉缺陷，看到的世界可能与我们看到的稍有不同。

比如红绿色盲患者，他们分不清红色和绿色，但是对其他颜色的感知是正常的，这也导致很多患者压根就不知道自己是色盲；而且，除了全色盲可能视力比较差以外，其他绝大多数患者的视力都是正常的。

当然，完全无法分辨任何颜色的患者也是存在的。全色盲是色觉缺陷患者中病症最严重的，世界在他们眼中就如同黑白画面一般，只有明暗的不同，没有颜色的差异。不过，这种病症十分罕见。

色觉缺陷可能是先天遗传的，也可能是后天疾病导致的，不过大多数都是先天遗传而来的。到目前为止，人们还无法医治先天性的色觉缺陷患者。而后天色觉缺陷的人，一般都是因为视觉神经发炎而造成的，在视力减退的同时，色觉也会受到一定的影响。一旦疾病治愈，色觉缺陷的病症也会好转。

近视眼是怎么产生的

很多人认为近视是因用眼不当造成的，其实，这只是其中的一种原因。青少年近视眼的产生受遗传因素、发育因素和环境因素等多方面的影响。

首先我们先来了解一下近视的成因。在调节放松的状态下，平行光线进入眼球，聚焦在视网膜之前，称为近视。近视眼只能看近，不能看远。反之，若光线进入眼球，聚焦在视网膜之后，则称为远视，俗称"老花眼"。老花眼看不清楚近处的物体，但是远视力还是正常的。

近视眼已被公认有一定的遗传倾向，高度近视者尤其如此。但对一般近视而言，遗传倾向还不是特别明显。有遗传因素者，度数多在600度以上。当然，遗传是相对的，变异才是绝对的，也有一些家族从无近视史，却生出了先天性高度近视的孩子；同样，父母均为高度近视者，生出的孩子也并非就一定近视。

从发育因素方面来说，婴幼儿的眼球比较小，所以都是远视，但随着年龄增长，眼轴会逐渐加长，到6岁前后发育正常。在此过程中，如果发育过度，就会形成近视。

在导致近视的三种因素中，环境因素对我们的影响最大。一般而言，从事文字工作或者其他近距离工作的人，近视眼比较多。在青少年学生中，从小学五六年级开始，其近视率明显上升，这种现象说明近视眼的发生和发展与近距离工作的关系非常密切。尤其是青少年的眼球正处于发育阶段，调节能力很强，球壁的伸展性也比较大，长时间的近距离学习会使眼睛处于高度紧张状态，从而引起一时性的视力衰退。这种视力衰退在经过休息或使用眼药水之后，有可能得到改善或者完全恢复，因而被称为假性近视。

如果你发现在观察远处的物体时，不再像以前那样清晰了，就有可能得了假性近视。这时候，可以尝试减少看电视和玩电脑、手机的时间，写作业时端正身子，坚持做眼保健操，多看远处的绿色植物等方法，以减少眼睛的负担。否则，一旦发展到真性近视，就必须佩戴眼镜进行矫正了。

英国《自然》杂志曾指出，目前全球近视流行，主要原因是青少年户外活动时间严重不足。真要想保护视力的话，孩子们应多去参加户外活动。

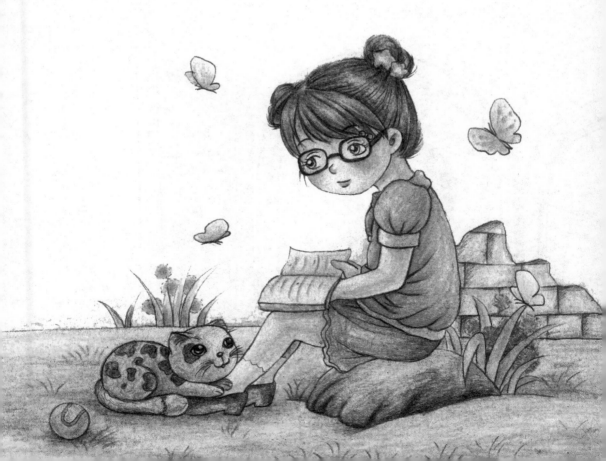

多看绿色对眼睛有好处吗

在介绍近视眼的小节中，我们建议大家多向远处眺望、多观察绿色植物，以缓解眼睛的疲劳。那么，绿色植物真的对眼睛有好处吗？

事实上，这个世界上充满了各种各样的色彩，不同的色彩能给我们不同的感受。太过鲜艳的颜色会使人产生倦怠的感觉，而过分暗淡的颜色则会使人的情绪感到沉重。

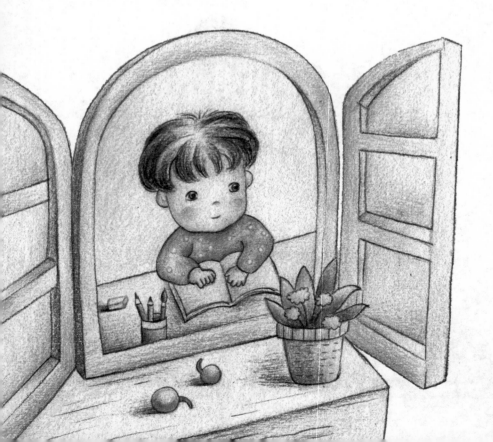

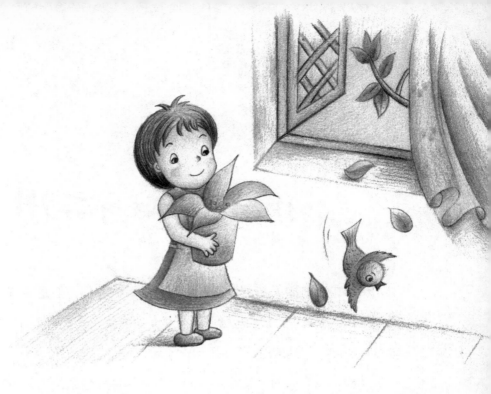

此外，不同的颜色，对光线的吸收和反射也是不同的。红色对光线的反射率是 67%，黄色对光线的反射率是 65%，绿色对光线的反射率是 47%，青色对光线的反射率是 36%。

由于红色和黄色对光线的反射能力比较强，容易产生耀眼的光芒，形成对眼睛的刺激。

而比较暗淡的色彩，如黑色、灰色等，对光线的反射率太低，不仅不能舒缓眼睛的疲劳，长久注目之下，反而会加重眼睛的疲劳感。

青色和绿色对光线的吸收和反射都比较适中，不会对人体的神经系统、大脑皮层和眼睛里的视网膜组织造成刺激；更重要的是，青色和绿色还能够吸收强光中对眼睛有害的紫外线。

当我们在紧张的工作和学习之余，眺望一下远处的绿色植物，紧张的神经会顿觉轻松，眼睛的疲劳会随之消失，凉爽和平静的感觉也会相伴相生了。

为什么一心不可二用

传说中，凯撒大帝虽然是一个脾气暴躁的家伙，但是却有一项一心二用的绝技。生活中，我们也常听人夸奖某些书法家"双手能写梅花篆字"。那么，"一心"真的能"二用"吗？

其实，每个人的大脑都没有同时做好两件事情的能力。也就是说，我们的大脑不可能像电脑一样，在玩游戏、浏览网页的同时，还能处理工作数据。

或许有人会反驳：妈妈一边哼着歌，一边做饭，两件事都没有耽误呀！我也能一边吃饭，一边看书呀！

事实上，这些都不是真正的一心二用。妈妈的注意力在做饭上，而我们的注意力在看书上，此时，哼歌也好，吃饭也罢，只是一种高度熟练下的"习惯"，它们之间并没有形成切实的干扰。

科学家曾经做过一个有趣的试验：单独做任何一件事，试验者都能很快完成，但如果同时做两件事，结果就会一团糟。而经过两周的练习之后，试验者不光单独做任何一件事的速度大大提升，连同时完成两件事的速度也有了提高。也就是说，在练习某件事的过程中，试验者完全是在一种本能的、下意识的状态下给图像和声音进行分类，所谓的一心二用，只是一种幻觉，其实是不断从一件事转换到另一件事。这些转换需要一定的时间，可以通过练习缩短时间，却不可能缩到完全消失的程度，而且，练习的效果在很大程度上，也取决于事情的难易程度。

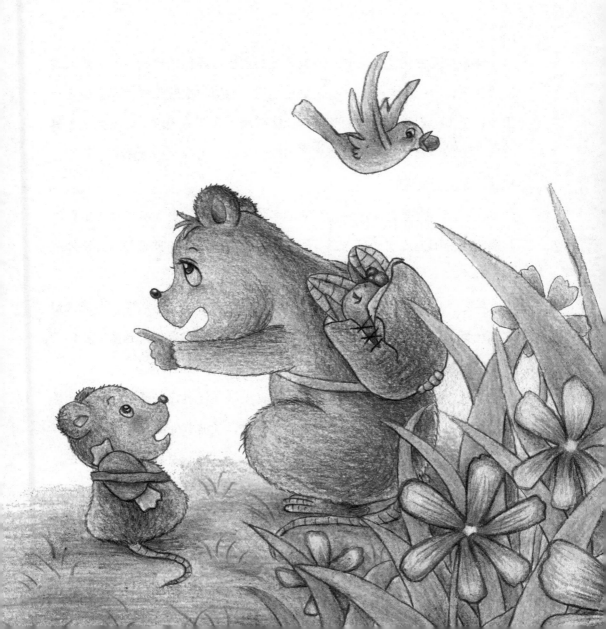

皮肤被晒后为什么会变黑

　　你是钟爱古铜色的皮肤，还是喜爱白色或者黑色的皮肤呢？在夏天的海边浴场，我们经常会看到有人晒日光浴，想要将皮肤晒成古铜色或者棕黑色，因为他们觉得这样的肤色会比较健康。在西方国家，晒日光浴尤其流行，他们将其视为休闲、时尚的标志。那么，为什么被太阳晒过之后，皮肤的颜色会变深呢？

　　太阳光中含有大量对人体有害的紫外线，皮肤则是保护身体内的组织和器官免受阳光灼伤的第一道"防火墙"，具有极强的吸收和防御紫外线的能力。

　　但是，皮肤在吸收紫外线后，被吸收的能量会转化为热量，形成大量的黑色素。黑色素是一种棕色至黑色的色素，它积累得越来越多，我们的皮肤自然也就越来越黑了。

　　不过，并非所有人或者所有情况下，皮肤在经过日光暴晒之后都会转化为黑色。紫外线分为长波和中波两种类型，长波紫外线会使皮肤产生色素沉积而不产生红斑，也就是"越晒越黑"，而中波紫外线则会导致红斑，也就是"越晒越红"。我们通常所说的晒伤，大多指的是晒出红斑。

　　那么，为什么有些人当时没事，隔天才发现晒伤呢？

也不能怪这些人太迟钝——红斑是血管膨胀的结果，而受热和紫外线都可能引起红斑。受热引起的红斑晒后即达到高峰，几小时就消退，而紫外线引起的红斑常常要 8 ~ 24 小时才达到高峰，很可能过了一两天才显示出来。因此在出现不适或者感觉到疼痛之前，很多人都觉得晒晒太阳没什么事，事后才发现被晒伤了。

但实际上，无论是中波紫外线还是长波紫外线，过度照射后，都会刺激皮肤基底层的黑色素细胞快速产生黑色素，从而使人体皮肤变黑。

当然，也有一些人的代谢机制比较旺盛，皮肤的恢复能力比较好，相对来说，不太容易晒黑。

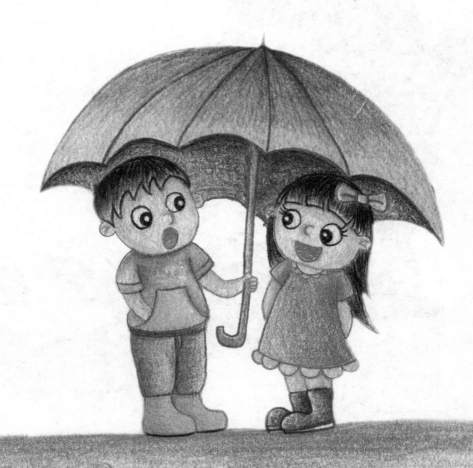

为什么会烂嘴角

很多人都出现过口唇溃烂的症状，嘴角上长出黄黄的痂，不管是说话，还是吃东西，嘴角都会因为受到拉扯而疼痛难忍，这种症状的专业术语是"口

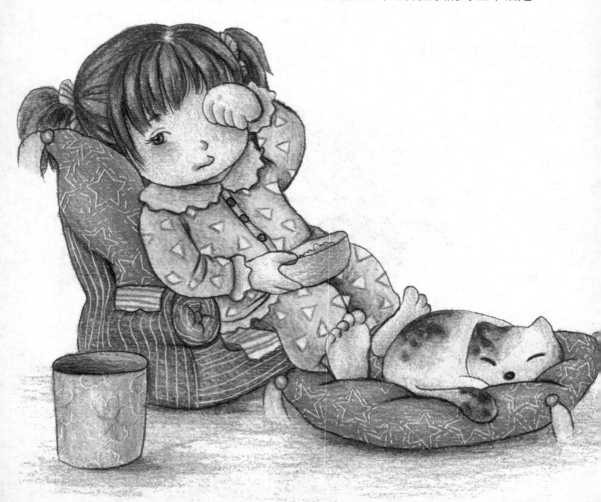

角炎"，就是我们常说的"烂嘴角"。

一般来说，烂嘴角分为两种情况：一种是嘴角的一侧发生溃烂；另一种是嘴角的两侧都发生溃烂。在烂嘴角之初，嘴角的皮肤先会变白，过不了几天，发白的区域就会慢慢糜烂流脓，疼痛感时时传来；如拖延着不去治疗就会越发严重，直至连吃饭都变得困难。

烂嘴角的病因有很多，但大多人都是由于营养不良导致的。也就是说，这种害得我们不能吃饭的病，恰好是因我们不好好吃饭造成的。为此，我们首先应养成良好的饮食习惯，改掉偏食的坏毛病，摄入均衡的营养物质；其次，要保证面部的清洁、干爽，不留下病菌滋生的空间；最后，要养成多喝热水的好习惯，不要总是说"我不渴"。

此外，经常用舌头舔嘴角，或者流口水、发热等也是烂嘴角的原因；对于一些平时不喜欢喝水的朋友来说，在干燥的气候条件下生活，也有可能因嘴角皮肤缺少水分的滋润而引起烂嘴角；锌是人体不可缺少的一种物质，如果身体缺锌的话，也会引起烂嘴角，尤其是孩子烂嘴角多和缺锌有着直接的关系。

假如你正在忍受烂嘴角带来的疼痛，那么，你可以每天用温热的毛巾擦拭嘴角，然后，再给嘴角溃烂的部分涂上抗生素软膏。如果几天后，嘴角开始结痂，千万不要去"帮助"它脱落，自愈才是最正确的选择。

肚子饿了为什么会咕咕叫

在我们饥饿的时候，身体会有一些不同的反应，比如最简单的是感觉到了饥饿，或者是肚子饿得咕咕叫，甚至于到饿得头昏眼花的程度。那么，饥饿为什么会导致胃部发出鸣叫呢？

其实，肚子在饿的时候和饱的时候，都会发出"咕咕"的声音，只是因为肚子饱的时候，食道里的食物就像隔音材料一样会吸收部分的噪音，所以咕咕叫的声音会显得小一些。从生理学的角度来说，这种声音来自于胃和小肠。由于食道的肌肉是通过挤压、收缩食道来消化和运输食物，当食道内的气体和被消化过的食物流体在食道内跑动时，会引起食道内部的震动，从而发出声音。这是在饱的情况下，肚子咕咕叫的原因。

在肚子饿的时候，由于胃内的食物已经消化完了，但胃液仍旧继续分泌，导致胃的收缩逐渐加强，并通过神经传至大脑，引起饥饿的感觉。此时，胃内也并非空无一物，里面的空气和水会随着胃的收缩一会儿被挤到东边，一会儿被挤到西边，自然就会咕咕作响。

肚子咕咕叫的过程只是人体内的一种很自然的反应，这种反应还会在某些条件下受到人体其他反应的刺激而得到激发或者加强，比如当某些美味食品进入你的视线，导致嘴里开始分泌唾液、胃部开始分泌胃酸等帮助消化的物质的时候，我们也会产生饥饿的感觉，而且往往肚子也会适时地叫起来。

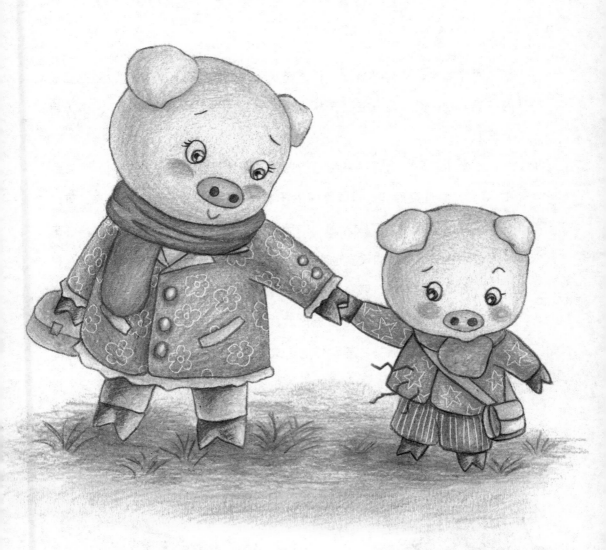

中年过后人会慢慢变矮吗

　　时光如水，岁月不居。我们慢慢长大，渐渐可以承担风雨，父母却老态日显，视茫茫、发苍苍、牙松动，甚至就连身体也越来越矮了，令人思之伤感。

　　人老了以后，身体的各种组织器官会随之退化，脊柱也不例外。脊柱由 33 个椎骨连接而成，椎体之间由纤维组织构成的椎间盘分割开来，可以起到减震的作用。大多数人到了中年以后，椎体的椎间盘开始退化，越来越薄，从而使得脊柱的长度也变得越来越短，所以人也跟着变矮了。

　　随着年龄的增长，我们的骨质也会发生变化，骨质疏松也是身体变矮的原因之一。椎体骨发生骨质疏松后，其承重机能减退，骨骼的抗压能力大大降低，在做弯腰持物等动作时，或者受到一些轻微的外力时，都可能发生一些微小的骨折，导致椎体进一步缩短。如果骨折反复发生在多个椎体上，人的身高可缩短 10 厘米左右。

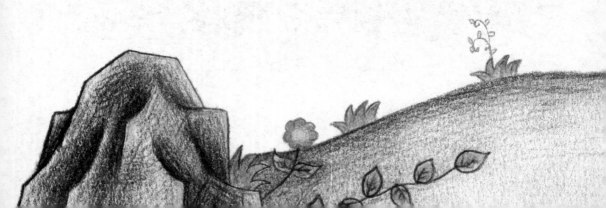

　　此外，当人们进入中年后，脊柱的弹性也会逐日降低。劳累之后，脊柱很难再恢复原来的状态；到了老年的时候，这种情况会更加明显。还有很多老人受到驼背的影响，看起来更加低矮。

　　平时，我们可以通过以下几种方法来延缓身体变矮：生活中加强钙质的摄入，多晒太阳；注意适度运动，尤其是加强腰背肌的锻炼，但要选择正确的运动方式；保持正确的姿势，挺胸抬头，尽量避免因不良姿态导致椎间盘病变。

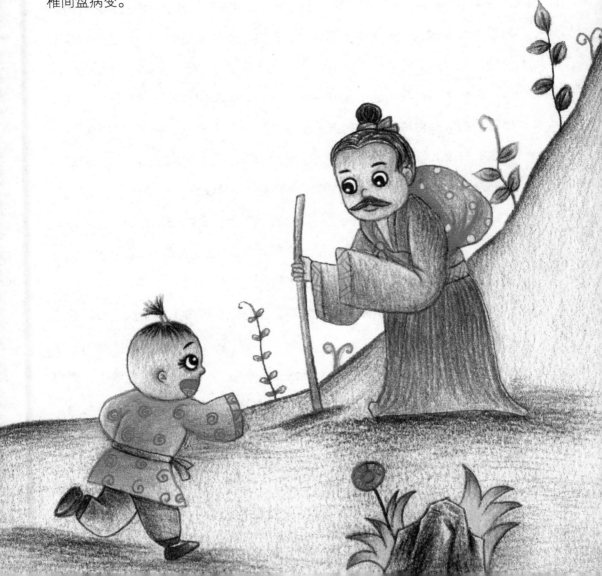

为什么吃饱后不能马上洗澡

俗话说"饱了不理发，饿了不洗澡"，很多人知道空腹洗澡容易晕池，所以选择吃饱之后去洗澡。事实上，饱餐后洗澡对我们的身体健康也是不利的。

饱餐之后，我们的消化系统开始工作，大量的血液在胃部运转，其他器官的血液相对减少。此时洗澡的话，全身皮表血管被热水刺激而扩张，较多的血液流向体表，消化道里的血液会随之减少，分泌的消化液也会减少。胃部没有充分的血液，就会影响食物的消化和吸收。

虽然洗澡并非什么剧烈运动，但对于老人和身体虚弱者而言，饭后马上洗澡可能会造成心脏缺血，引发心脑血管疾病的猝发。一般来说，饱餐一两个小时以后洗澡，是比较明智的选择。

其实，吃饱之后不光不适合洗澡，还有很多事情不能做。比如饭后不能马上吃水果，因为食物进入胃部后，需要一两个小时才能缓缓排出，水果会被之前吃进的食物阻挡，而无法正常地消化；饭后不能喝浓茶，因为大量的茶水进入胃中，不光会引发缺铁性贫血，还会冲淡胃分泌的消化液，从而影响胃对食物的消化；饭后不能马上睡觉，因为全身的血液会在饭后向胃部集中，此时睡觉的话，一方面会使我们消化不良，另一方面会使我们睡醒之后头昏脑涨；饭后不能马上开车，因为血液集中在胃部，大脑处于暂时缺血状态，此时开车容易导致操作失误；饭后不能松皮带，因为会造成腹腔内压的下降，逼迫胃部下垂；饭后不能"百步走"，运动量的增加会影响消化道对营养物质的吸收，造成血压下降。

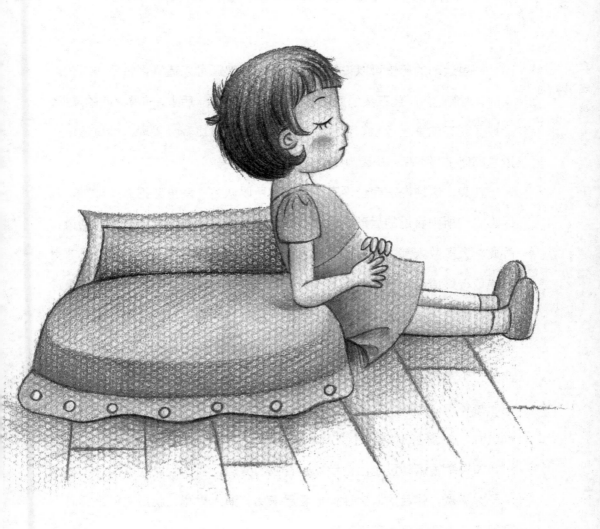

练举重会把人压矮吗

举重运动的历史可以说很悠久，最初的起源可以追溯到古希腊时代。当时，人们就用举起石头的重量来判断谁最有力量。后来，随着时间的流逝，形成了现在的举重运动。我们在电视中观看举重比赛会发现，举重运动员的身高似乎都不高，是因为练举重把人压矮了吗？

其实，这种说法完全没有道理。之所以认为"举重会把人压矮"，是因为人们所观看过的运动会中，基本上没有看见有高个子的举重运动员，故此，大多数人都以为举重会让人变矮。事实上，个子不高的运动员才更容易取得好成绩，是举重运动选择了矮个子选手。举重运动是分重量级进行的，裁判会把体重相似的选手放在一组进行比赛。相同体重，个子矮的选手会比高个选手肌肉含量更多，也更强壮一些，能举起的重量自然也更多。此外，个子矮的选手会比高个选手抓举的距离小一点，更方便发力；而且由于身体重心比较低，矮个子选手的稳定性也更强。所以，在最初挑选运动员时，有经验的教练会优先选择个子不太高的选手进行举重训练。

如果举重运动员走出运动场站在我们旁边，我们会发现其实有很多人个子并不矮，强壮的肌肉让他们看起来比普通人更宽，就显得似乎身高不是很高，这只是视觉误差而已。

所以，"练举重会把人压矮"的说法是根本站不住脚的，适当的力量训练只会让我们更强壮。

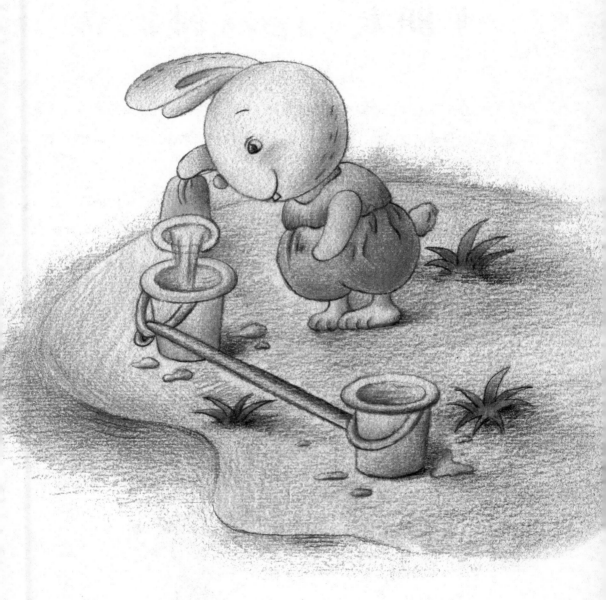

小朋友为什么不能睡软床

很多小朋友都喜欢睡在软软的床上，觉得软床比木板床舒服很多，但是睡在软绵绵的床上对小朋友来说，并没有益处。那么，你知道睡软床对自己有哪些不好的影响吗？

首先，小朋友的骨骼硬度和成年人相差很多，睡在过于柔软的床上会导致骨骼变形。硬板床会给我们的骨骼足够的支撑力，让我们的身体在睡眠时充分舒展开来。但是睡在软床上，由于重力作用，我们的胸、臀部位

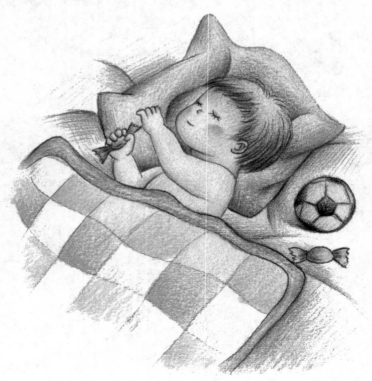

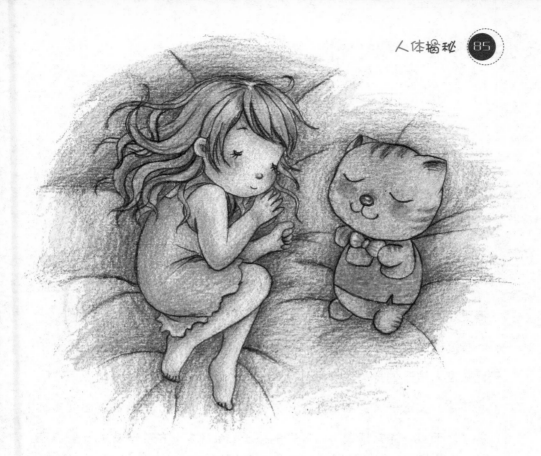

会把床压出一个坑，颈椎、脊椎都以一种不健康的角度弯曲着。特别是喜欢侧身睡的小朋友，在重力作用下，他们的脊椎会向一侧弯曲，时间久了就会造成脊柱侧弯畸形，不仅影响美观，还会影响身体发育。

其次，睡在柔软的床上，身体陷进床垫里，头就会自然向胸口勾过来，就像我们站立时低着头一样。这种姿势会挤压我们的气管。深睡状态下，我们的呼吸频率已经比清醒时慢很多了，如果气管不够通畅，吸进去的空气自然会比平时少很多。缺氧状态下，身体各个器官都不能好好休息，一觉醒来，我们甚至会感觉比没睡还要疲惫。

所以说，小朋友应该尽量避免在太软的床上睡觉。如果实在不喜欢硬邦邦的木板床，最正确的做法就是给木板床铺上一层或者两层垫子，在这样的床上睡觉，小朋友身体的正常发育才不会受到影响。

小朋友怎样才能长得更高

　　小朋友都想赶紧长大，个子高高的，身体壮壮的。你想知道怎么才能长得更高吗？

　　身高的决定因素中，最重要的是遗传，这个是没办法改变的。父母个子比较高，孩子的身高通常都不会矮；父母个子都不高，一般情况下孩子也长不高；父母一方身高很高，一方身高很矮，那孩子的身高就出现多种可能了。而且，通常情况下，现在的孩子都会比父母的个子更高一些。在基因限定的条件下，怎样才能长得更高呢？我们要从三个方面入手。

　　首先是营养。骨骼生长需要大量的蛋白质和钙，还需要各种维生素帮助吸收。现在我们生活条件都不算差，营养不良造成的身材矮小，通常都是因为我们挑食偏食的不合理饮食习惯造成的。想要长个子就要做到合理膳食，要全面补充身体所需的各种营养元素。

　　其次是睡眠。青春期是我们身体生长最快的阶段，每天身体生长最快的时间段是在我们熟睡时。睡着之后，我们眉心位置的松果体就会命令腺体分泌帮助我们长骨骼的生长激素，如果不能保证睡眠时间，生长激素分泌量不足，也会让我们长不高。

　　最后是运动，特别是阳光下的室外运动。阳光会让我们的身体合成维生素 D，这是钙质吸收的辅助剂。另外，适当的运动会刺激我们的骨骼肌肉活性，在夜晚能长得更多。不过，我们也要注意运动适量，现在我们正是活泼好动的年龄，很容易玩到过度疲劳，这对身体也是没有好处的。

挺拔的身材的确很好看，所以，我们要按照上面的方法安排一天的生活，让自己能长得更高。

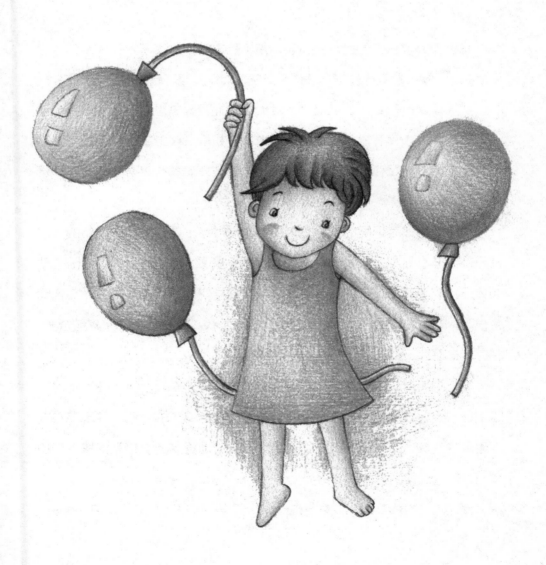

为什么人不能像鸟儿一样飞翔

有翅膀的小鸟在天空自由翱翔，是不是非常令人羡慕？如果我们也有翅膀的话，是不是就能像小鸟一样在天空翱翔了？很可惜，答案是否定的。

从很久以前开始，人们就向往对天空的探索，总想用各种方法帮自己飞上天。在过去，有很多人仿照鸟儿做出了翅膀装在身上，希望扑打几下翅膀就能飞上天空，可总是事与愿违，不管这些翅膀构造有多精巧，都没办法带我们飞起来，这是为什么呢？

动物进化都有不同的方向，人类的进化道路就是沿着陆生动物的方向进行的。与小鸟相比，我们的骨骼实在是太重了，肌肉也太多了。陆生动物要适应奔跑、攀爬、跳跃，骨骼就要非常结实，所以，我们的骨头含钙量很高，骨质厚实且紧密。为了能做出各种动作，我们的肌肉几乎覆盖全身，相对鸟类而言，肌肉量分布很平均。

与人类不同，鸟类为了飞上天空，体重就要非常轻，所以在进化的道路上，它们让自己的骨骼尽量薄一点，轻一点，鸽子的骨骼中甚至存在减少重量的气囊，而鸟类的肌肉则主要集中在带动翅膀的胸部和支撑身体的腿部，其他位置肌肉非常少。

按照鸟儿的体重比例，想要带动如此沉重的骨骼飞起来，人们就得做出长达三米的假翅膀，这样长的翅膀我们的双臂又怎么可能挥动起来呢？

虽然我们没有办法像鸟儿一样依靠翅膀飞翔在蓝天中，但是，我们却可以依靠比鸟儿聪明的大脑去制造能在蓝天上飞行的工具，翱翔蓝天，探索太空已经不是梦想了。

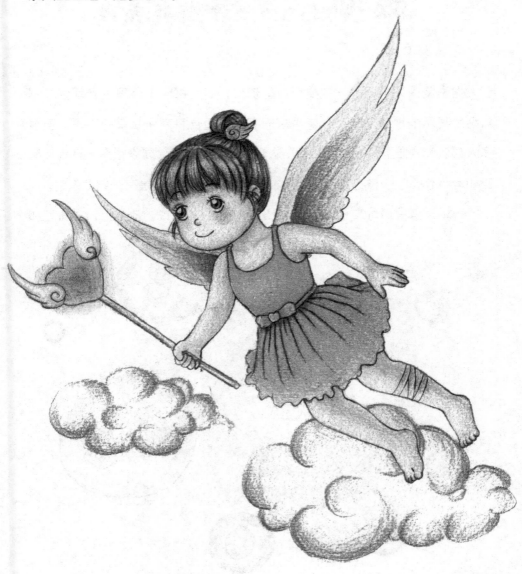

血型与性格有关系吗

据说美国人求职时一定要填血型资料，因为每一个公司主管都会依据血型所显示的性格优缺点，考虑求职者是否适合将来所从事的工作，但很多人都认为"血型和性格有关系"这个说法并不靠谱，就像很多人认为"星座和运势有关"一样不靠谱。其实血型和我们的性格还是有一定关系的。

日本学者古川竹二 1927 年就提出了一种古川学说。他认为，在血型和

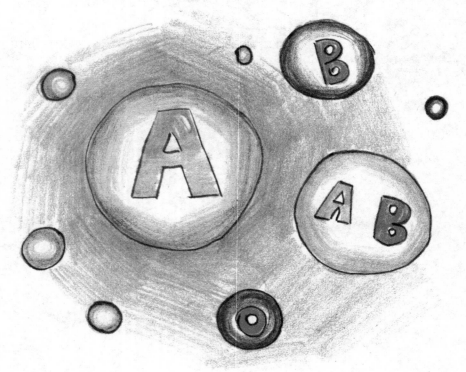

性格、气质之间明显地存在关联。他认为，不同血型的人具有不同的心理特征：A 型血的人通常性情温和，老实稳妥，多疑虑，怕羞，顺从，常懊丧追悔，依靠他人，感情易冲动；B 型血的人感觉灵敏，不怕羞，不易受事物感动，擅长社交，多言，正义感强；O 型血的人通常意志坚强，好胜心强，不听指挥，爱支使别人，有胆识，不愿吃亏；AB 型血的人则兼有 A 型血和 B 型血的特征。不过，古川学说最重要的基础是基于统计结果，并没有找出绝对的科学理论依据。

人们的性格、气质等是由遗传和后天习惯养成的。在遗传因素上，决定性格的主要因素是神经类型，以及体内各种内分泌器官分泌的激素，如肾上腺素、雄激素、雌激素。如果非要找出血型和性格之间的关系，或许就要从不同血型导致不同激素分泌量的方向找起了。现在我们还没有发现这两者之间究竟有什么样的关系，这里面的原因，或许就需要等你长大以后帮我们找出来啦。

中国有句古诗"腹有诗书气自华"，与其相信性格天定，不如从一点一滴做起，努力成为你想成为的那个人。

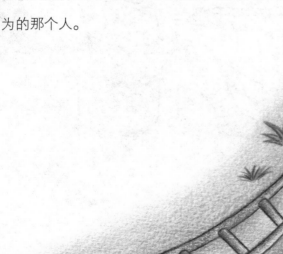

为什么血管会青筋暴起

我们都知道人体内的血是红色的，血液经由血管在缓缓流动着。可是，为什么我们观察身上的血管时，看到的都是青色，而不是血液所透出来的红色呢？

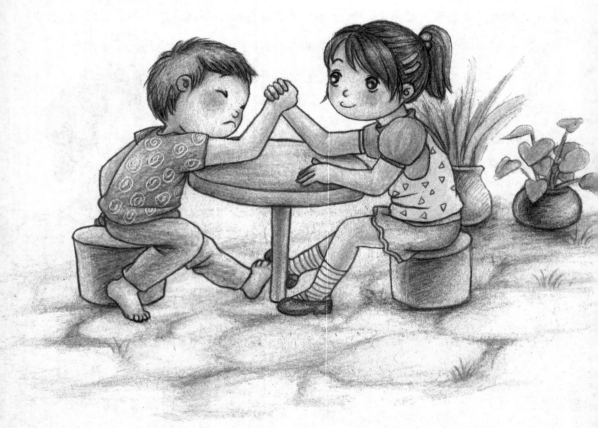

其实，我们身体内的血液并不完全是鲜红色的，它们因为氧气含量的不同而呈现出两种颜色。血液从心脏出来，经过肺动脉进入肺叶，在肺泡中装满氧气，从肺静脉回到心脏，然后再由心脏加压，沿着体动脉流向身体，最终从体静脉回到心脏。载满氧气的血液叫作动脉血，是鲜红色的，经过循环氧气不足的血液是静脉血，颜色是暗紫色的。

通常，我们身体中，静脉所处的位置都比较靠近皮肤，动脉所处位置都比较深，所以我们看到的大部分都是静脉血管。当光线照射到血管上时，红光会被血管吸收，反射回来的只有蓝光，这样一来，氧气含量少的暗紫色血液透过血管壁和皮肤呈现给我们时，颜色就变成青色了；而那些充满了鲜红色血液的血管则分布在身体的深处，从外面是看不到的。所以，我们看到的自然都是青色的血管了。

那为什么血管会暴起呢？这是因为静脉中有很多结缔组织组成的单向小门——静脉瓣。运动之后或者情绪波动比较大的时候，肾上腺素会加快血液循环，来不及被送走的血液就会堵在静脉瓣门口，把血管撑起来。

经常健身的人都会发现，大量运动后手臂、肩部、腿部等部位都会出现血管变粗的情况，这就是人们俗称的暴青筋。这些暴青筋带给人的视觉冲击，可能会让一些人难以接受，但了解科学道理的人都会欣赏它的美。

为什么会打喷嚏

走进满是灰尘的房间，我们总忍不住打出一连串的喷嚏。人为什么会打喷嚏呢？

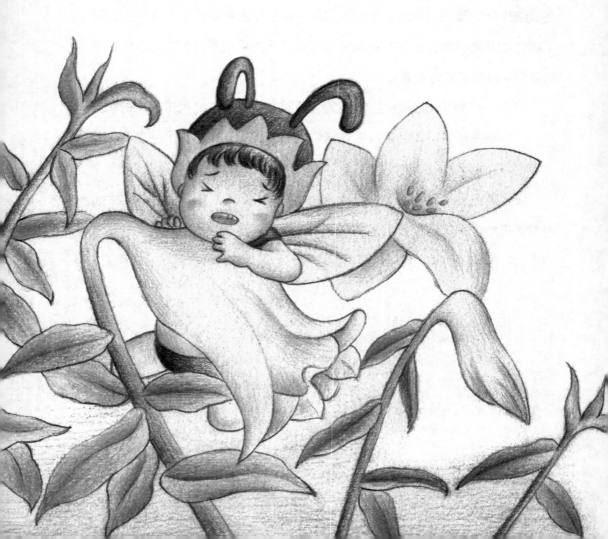

打喷嚏只不过是鼻黏膜充血引起的正常反应。假如现在有一粒花粉吸入鼻腔，花粉会首先被鼻黏膜上的纤毛阻拦下来，当鼻黏膜受到刺激后，它就会充血并产生清而稀的黏液，这黏液就是鼻涕。鼻涕粘住花粉，让它不能再四处乱跑，这种黏液又刺激了鼻内神经，鼻内神经把情况报告给大脑，大脑会使人产生一系列吸气动作，收缩胸部肌肉，打开胸腔，在肺内贮存起大量气体。当气体达到足够程度时，肺内的压力就会突然产生一股强大的气流冲出来，通过鼻腔将粘住花粉的鼻涕排出去，这股气流的冲击，就是打喷嚏。

那我们为什么要用喷嚏把花粉吹出去呢？我们的呼吸系统最后一个部分是肺，肺由许许多多脆弱的肺泡组成。化学药品、灰尘、花粉等都很容易对肺泡造成伤害，所以，作为呼吸系统的第一关，鼻子就担负起保护肺泡的工作。

打喷嚏是我们为了保护身体产生的被动反应，想打喷嚏不要克制，除去刺激源才是止住喷嚏的最好办法。

打哈欠会传染吗

有人告诉过你"打哈欠会传染"的事情吗？你有没有观察过身边是不是有这样的情景发生呢？一个人打哈欠，身边的人马上也会一个接一个打起哈欠。

哈欠是一种条件反射式的深呼吸活动，是人在疲倦时大脑神经支配的一种生理反应。打哈欠传染是因为这种行为比其他行为更具有感染力。就这种感染力，人们从三个方面进行了分析。

从生理角度而言，大脑缺氧时，人就会通过哈欠吸入大量氧气，这是大脑解除疲劳的方法。人们之所以说"打哈欠会传染"，是因为在同一个空间内的几个人都有可能觉得氧气不足。

从情感方面来讲，任何人都会出现"不耐烦"的情绪，假如大家都认为某件事情让自己感觉厌倦的话，人们就会用打哈欠这种形体上的"无声语言"进行无形的反抗。

除了以上两个方面外，如果用进化知识来看这个问题，那么打哈欠表现的则是一种"动物的本能行为"。动物会通过打哈欠的动作给同伴传达信息，以便于协调彼此之间的行动。虽然我们已经拥有语言、文字等更好的表达方法，打哈欠传递信息的本能仍然被保留了下来。

　　打哈欠传染并不是对所有人都适用。据观察，病重的人就很少打哈欠，即使周围的人一起对着他打哈欠，病人也不会作出什么反应；而精神病人几乎完全不会对别人打哈欠作出任何反应，也许是由于精神病人几乎没有移情作用，不会把别人的感受和自己的感受联系在一起吧。

　　当我们睡眠不足或劳累过度时，会接二连三地打哈欠，这是警告我们，我们的大脑和各个器官已经很疲倦了，提醒我们要赶快睡觉，让大脑和身体器官得到休息。

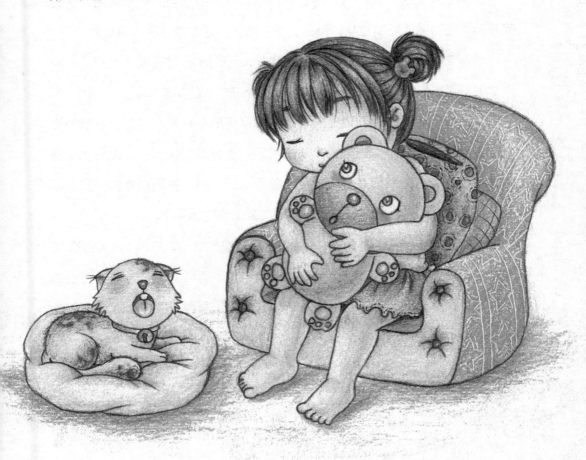

晕车是怎么回事儿

　　你有没有见过晕车的人？他们的脸惨白得没有血色，整个人看上去没有精神，还带有干呕的症状。那么，你知道人们晕车是怎么回事吗？

　　晕车在医学上称为"晕动病"，这是由于汽车、轮船或飞机运动时所产生的颠簸、旋转、加速运动，刺激前庭神经产生的疾病症状。

　　在我们的内耳中有三根控制我们身体平衡的半规管。这些半规管里面有许多液体，而最下面则有很多末梢神经，不管我们坐车，还是坐船，身体都会出现摇晃，而管底的末梢神经就像电话一样，把我们身体位置的新情况转达给大脑，大脑会根据报告结果及时调整身体平衡。

　　不管是什么原因促使身体的摇晃，半规管都会恪尽职守地"站岗传话"。一旦遇到摇晃时间久的情况，半规管就会因为不适应而一直用液体撞击末梢神经。这时，大脑会被这种快速变化的身体位置整得找不着北，不知道该如何应对了。所以，在这种情况下，平衡调节瞎指挥一通，我们就开始出现头晕、恶心，甚至呕吐，当然，这是一种正常的生理现象。

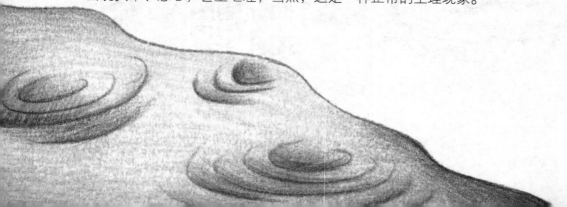

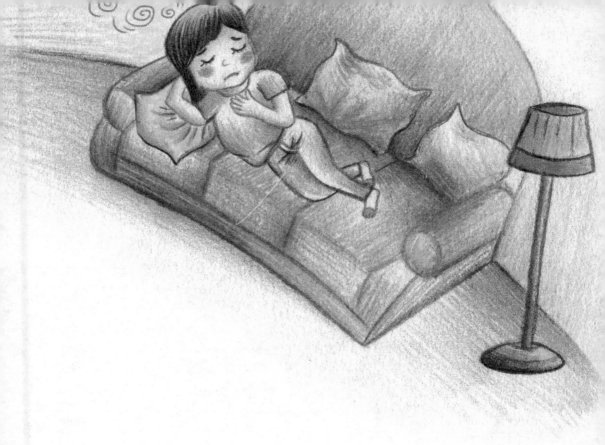

　　那为什么司机不晕车呢？这是因为他们长期开车，难免经常遇到道路颠簸，经过长时间的适应，神经调节就会慢慢认为这才是正常情况，就不会出现晕车的现象。

　　有晕车症状的人在出远门之前应该好好休息，除此之外，还应该注意正常饮食，不能吃得过饱或保持空腹，实在无法忍受的话，还可以尝试服用晕车药。如果经常乘车，时间长了，身体也会慢慢适应这种情况，就不会再害怕坐车了。

3

生活中的疑问

sheng huo zhong de yi wen

为什么一定要睡觉

通常，大多数人会把生命中三分之一的时间用来睡觉。如果是婴儿，它们每天的睡觉时间甚至会达到 20 个小时。即使是成年人，每天也不能少于 6 ~ 7 个小时的睡眠，才能有利于身体健康。那人为什么要睡觉呢？

睡眠是消除身体疲劳的主要方式。睡觉时，我们的体温、心率、血压下降，呼吸及部分内分泌减少，基础代谢率降低，从而使体力得以恢复。

在正常情况下，人体会对侵入的各种抗原物质产生抗体，并通过免疫反应而将其清除，保护人体健康。睡眠能增强机体产生抗体的能力，从而增强机体的抵抗力；同时，睡眠还可以使各组织器官自我康复加快。

睡眠不足者，往往会烦躁、激动或精神萎靡，注意力涣散，记忆力减退，长期缺少睡眠甚至会导致幻觉；而睡眠充足者，精力充沛，思维敏捷，办事效率高。这是由于大脑在睡眠状态下耗氧量大大减少，有利于脑细胞能量贮存。因此，睡眠有利于保护大脑，提高脑力。

睡眠与儿童生长发育也有密切关系。婴幼儿在出生后相当长的时间内，大脑继续发育，这个过程离不开睡眠。儿童在睡眠状态下生长激素分泌会变得很旺盛，所以每天晚上的睡眠时间也是儿童生长最快的时间。

由此可见，睡觉对我们来说是非常有用的。不熬夜，保证充足的睡眠时间对于我们的生长发育以及身体健康来说都是极其重要的。

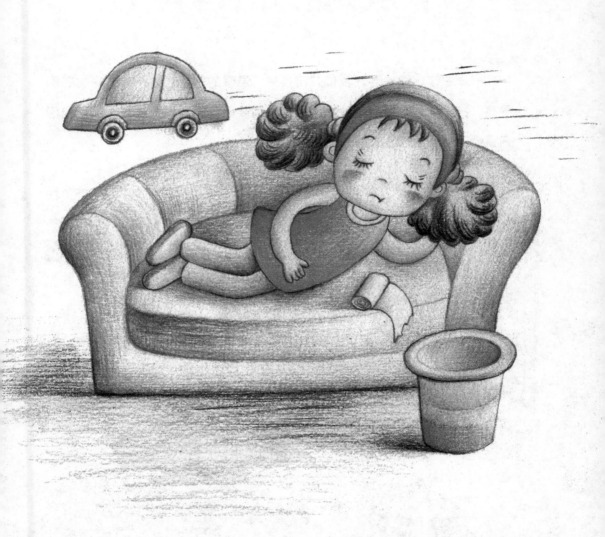

早晨睡醒为什么要开窗

一觉醒来，妈妈会让我们开窗换气。温暖的季节还好，在寒冷的冬季早晨，打开窗户把冷空气放进来还真是需要勇气呢！妈妈为什么要让我们开窗呢？这有什么道理吗？

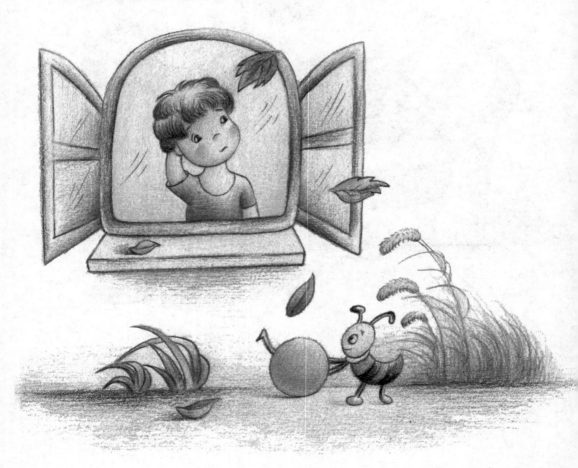

　　为了保温，人们在睡觉的时候，总会紧紧关闭门窗。但是，在人们睡觉时，呼吸并没有停止，有149种有害物质从呼吸道里排出，如二氧化碳、氨气等，还有171种化学物质从皮肤毛孔中排出。这些有害物质在经过一个晚上的积攒后，会充斥在整个房间里，对人们的身体造成不好的影响。二氧化碳比空气要重一点，在密闭的空间中，二氧化碳就会一直占据位置，让房间内的氧气含量变低。一直待在这样的房间里，人们会变得无精打采，昏昏欲睡。所以，早上打开窗户让清新的空气进入房间，有了充足的氧气，我们就会感觉神清气爽了。

　　在开窗的同时，也要注意将被子翻一翻。晚上当我们盖着被子睡觉时，体内排出的水分就会被蒸发掉，从而让被子受潮，受潮后的被子就会粘住那些从人体内排出的有害的化学物质。起床后，如果我们立刻就将被子叠好，那么这些有害化学物质就会留在被子里，在第二天晚上睡觉时，又再次被人体吸收。时间长了，就会对人体的健康造成损害。

　　所以，妈妈的说法是正确而科学的。开窗通风是最简单经济的空气消毒方法。

冷水洗脸有什么好处

冬天的早晨天寒地冻，一切都仿佛结了冰，冷得人只想缩起手脚。早晨，很多小朋友好不容易告别温暖的被窝，哪有勇气面对冰冷的洗脸水？此时，更多的人选择用温水洗脸。事实上，坚持用冷水洗脸，能让我们身体更健康。

冷水的刺激能够让鼻腔内和脸上的血管收缩，洗完脸后，等脸上的温度恢复时，这些血管就会迅速张开，恢复原状。血管这种"一张一缩"的运动就是我们说的"血管体操"了。它对血管的弹性和鼻腔黏膜的耐寒力是个很好的锻炼，如此便可大大提高呼吸道与血管神经方面抵御疾病的能力。不仅如此，这种"血管体操"还能很好地改善皮肤，让皮肤变得光滑、有弹性，同时减少脸上的皱纹。与此同时，用冷水洗脸能够有效地刺激大脑神经，使其产生较强的兴奋感，这样就能让人视力增强，精神振奋，头脑也更清醒了。

再加上人体都有免疫能力，长期用热水洗脸会降低人的耐寒能力，感冒的概率也大大增加。而当人的脸与手接触到冷水时，身体为了御寒，就会自动增加产热，从而抵御冷水带来的寒冷，就会使身体抗寒的能力逐渐增强。如果你能够坚持，机体的耐寒能力便可增加。此外，用冷水洗脸在增加人体抗寒能力的同时，能够有效预防气管炎、伤风感冒等疾病，同时对冻疮也有一定的预防作用。所以说，"冷水洗脸，美容保健"，这句话还是很有道理的。

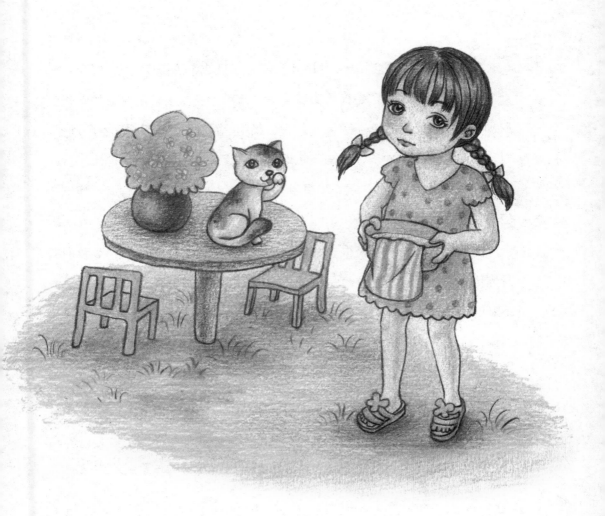

刷牙时为什么要刷舌苔

每天早晚我们都会刷牙，可是有很多人并不知道，刷牙时也应该刷舌苔。

舌苔是中医术语，是指舌头表面一层薄薄的苔状物，由脱落的角化上皮、唾液、细菌、食物碎屑及渗出的白血细胞等组成。由于咀嚼和吞咽动作，以及唾液、饮食的冲洗，经常不断地清除掉舌表面的物质，正常人的舌苔应该是白白的、薄薄的一层，如果舌苔发生变化，如变色、舌边有齿痕等，应尽快去医院检查。

即使在正常情况下，很多有害的物质也会附着在舌苔表面，对我们的身体健康造成危害；而这也是造成人们口臭、口腔异味的一个重要原因。不及时清理，舌苔上的细菌还会导致牙周炎、口腔炎症等疾病的产生。所以说，在刷牙的时候最好能刷刷舌苔，这样既能保证我们口气清新，又能减少牙齿疾病的发生。

在清洁舌苔的时候，我们可以用牙刷，或者牙刷背面有专门用来清洁舌苔的软橡胶刷，千万不可以用比较硬的刷子、卡片之类的用力刮舌头。因为在人的舌头上长着很多"舌乳头"，而辨别味道的味蕾就存在于"舌乳头"中。味蕾是用来分辨酸、甜、苦、辣、咸等味觉的，如果味蕾受损，就会使舌头发麻、味觉减弱，影响到我们的食欲。

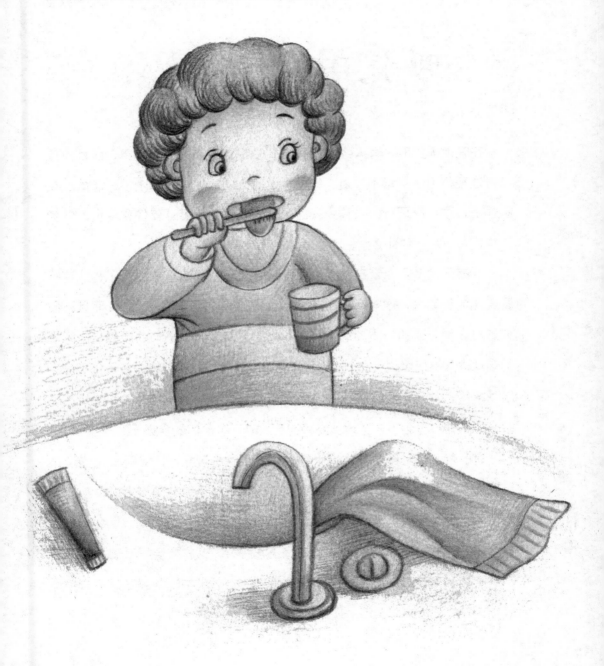

睡觉时为什么会磨牙

在晚上睡觉时，有人经常会发出"咯咯、咯咯"的磨牙声，而且他自己对这种行为一点都不知道，即使早上有人问起，他也完全没有印象。在医学上，这种磨牙行为被称为夜磨牙症。其实，夜磨牙就像说梦话、做梦一样，它不是一种什么病，而是一种生理现象。

夜磨牙大多在儿童身上发生，有时是由一些疾病导致的。一些儿童的肠道里会长蛔虫，这些蛔虫在孩子们睡着的时候处于兴奋状态，而且还会分泌出多种有毒的物质。这些有毒的物质会刺激到孩子们的肠道，使肠道的蠕动进入不规律的状态。这种状态长期持续下去，就会使儿童消化不良、脐周疼痛，从而引起睡眠不安。当毒素刺激到孩子的神经时，即使处在睡眠当中，他们也会不自觉地神经兴奋。此时，孩子们就会磨牙。

有时候，晚上睡觉前吃得太饱也会产生这种现象。因为肠胃里充满了大量食物，会刺激到消化道，神经系统会将这些刺激传输到大脑，从而让负责消化的脑细胞变得兴奋，进而引起磨牙的现象。

还有一些孩子喜欢挑食，尤其讨厌吃蔬菜，这样就会导致磷、钙等各种维生素和微量元素不足，从而导致脸上的咀嚼肌在晚上睡觉时不自主地收缩，形成牙齿来回磨动的现象。

　　另外，梦到吃东西、癔病、精神运动性癫痫、慢性牙周炎等也可能导致夜间磨牙。

　　除了以上原因之外，那些习惯在嘴里咬东西、容易情绪激动或者性格内向的儿童也容易患上磨牙症。

　　专家说，如果小孩偶尔有磨牙行为，不需要治疗，只要对小孩的生活习惯以及饮食营养多加注意就可以了。

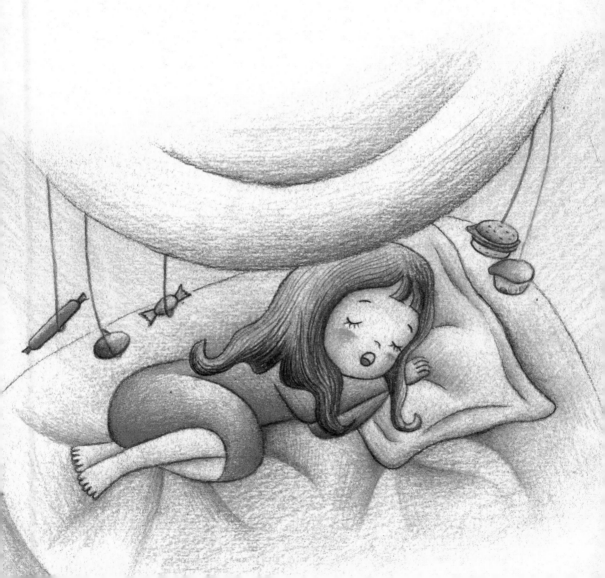

做梦有什么特殊的意义吗

　　我们都做过梦，多数情况下，醒来我们就不记得昨天晚上究竟梦到的是什么了。梦就像黑夜给我们讲述的一个故事，只是这个故事只有做梦人这一个听众。那梦有什么特殊意义吗？

　　有人说，梦是有预示未来的作用，这完全没有任何科学依据。我们睡觉时，大部分的大脑皮层都处于休息状态，但是还有一小部分在深夜却活跃起来。这部分大脑将白天我们经过、见过的事重新加工，甚至自由发挥加入其他人的故事，一起糅合成一个新的故事呈现在我们脑中，这就是梦。所以，说梦有预示作用纯粹是无稽之谈。

　　美国埃默里大学的戴维·福克斯在 1969 年做过一个试验：在睡眠者眼球激烈转动的时候，将受试者叫醒，询问对方刚才做了什么梦。然后，他将这些受试者所做的梦归纳起来，最后总结：受试者所梦见的事情大多是自己所关心的事情，比如爱情、考试等，还有另外一些情况，在睡眠中如果人有了尿意或者饿了、渴了，那么他所梦见的事情也会与此有关。所以，梦中的故事大多是将自己所关心的事项串联起来而已。

　　有时我们会觉得正在发生的事似乎在之前的梦中就见到过，由此推断梦有预测未来的能力，其实这也是不对的。这种似曾相识的感觉叫作"即视现象"，也叫"海马效应"，是一种幻觉记忆。或许在我们大脑不经意创造的想象世界中，确实存在过类似的场景，只是我们并没有在意罢了。等现实中的某个场景出现，我们忽然觉得似乎曾经经历过这一刻，追寻真实记忆存储中又找不到相同场景，就不由自主地把这种幻觉记忆归为梦境所见了。

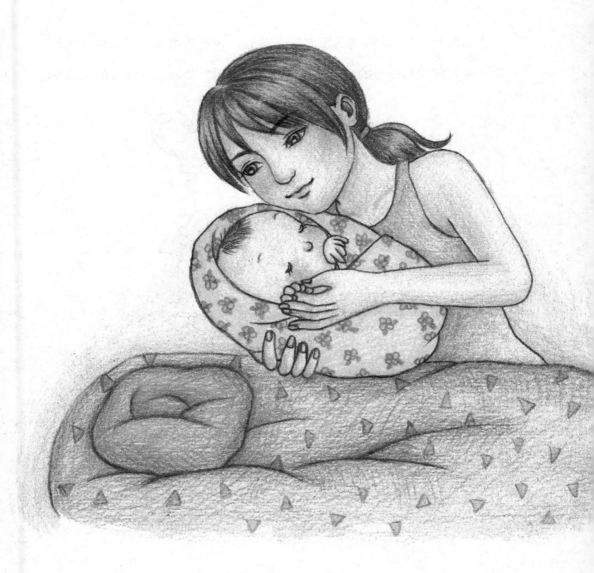

真的不能用茶水、饮料服药吗

口服给药是一种非常常见的服药途径，可是药太苦了，吃药时我们总想用好喝的饮料把药的味道冲淡一点，爸爸妈妈却总在这时候说："不能

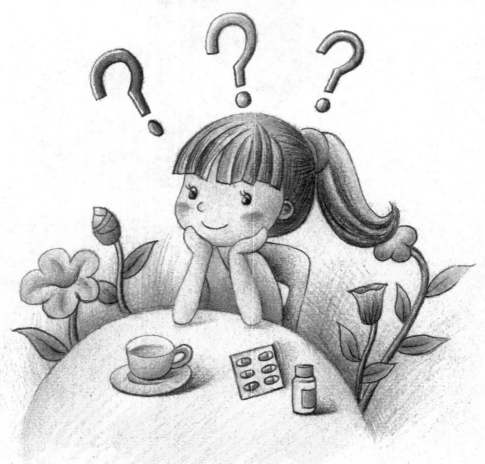

用茶水、饮料服药！"爸爸妈妈说的是真的吗？为什么不能用茶水、饮料服药呢？

经研究，茶水中含有的成分有近400种之多，当它和药物同时服用时，一些物质会与药物中的某些成分发生化学反应，从而影响药物的疗效。还有一些成分，甚至会与药物中的成分发生反应，产生人体不易吸收的沉淀物，给肠胃带来负担。此时药物不仅仅没有治病的功效，反而会适得其反。所以，我们还是不要用茶水服药好了。一般认为，服药后2小时内不宜饮茶。

事实上，除了茶水以外，很多液体饮料都不能用来服药，比如说：碳酸饮料、牛奶、果汁等等。碳酸饮料中的碳酸水、咖啡因、香料等诸多成分，也会降低药物的药效。而汽水类的碱性饮料及橘子水等酸性饮料等都会转变胃肠道的酸碱度，在酸碱度发生转变的同时，也会影响药物的解离度和吸收。

一般说来，白开水送服药物是最健康的办法。另外，在用白开水服药时，一次量的药物最好用不少于100毫升的水送服。如果喝水太少，就可能致使药物粘附在食道壁上，引发黏膜损伤；如果直接用口水吞药片或者干吞，那么损伤食道的危险性就更大了。

为什么不能学"小结巴"

在第 83 届奥斯卡颁奖典礼上，电影《国王的演讲》斩获四项大奖，这部电影讲的是一个讲话结巴的国王，经过语言治疗师的帮助，最终完成一个精彩的演讲的故事。结巴想要恢复正常，需要一个艰难而漫长的过程。

结巴在医学上叫作"口吃"，是一种语言障碍。口吃的原因有很多，有生理原因，比如疾病和脑部受伤；有心理原因，比如紧张焦虑；也有模仿暗示原因，这些都会造成孩子口吃。

其实，多数口吃患者源于童年时期的模仿，可以说，口吃是能够"传染"的。幼儿处于语言开发期，经常因为词汇量不足不能完整表达自己的想法。这时候，幼儿就很喜欢模仿周围大人或是电视中的人物说话。听到口吃的人说话，幼儿很容易被这种断断续续与常人不同的语言节奏吸引，忍不住要模仿他们。小时候喜欢模仿"小结巴"的人，长大后也可能会讲话结巴，这当然会让人很苦恼，时间久了，甚至都不敢跟别人说话了。所以，当我们遇到讲话结巴的同学时，不要嘲笑他，更不要去模仿他哟。

还有一些同学刚开始讲话时伶牙俐齿，但是到了快上学的年龄，突然变得有些结巴。其实，这是一种非常常见的说话流畅性障碍，孩子们在 2—6 岁的时候最容易出现这种情况，生活里大约有 5% 的孩子都会经历。此时的结巴并不是真正的语言障碍，在老师和家长的正确引导下，只需要数月便会消失。

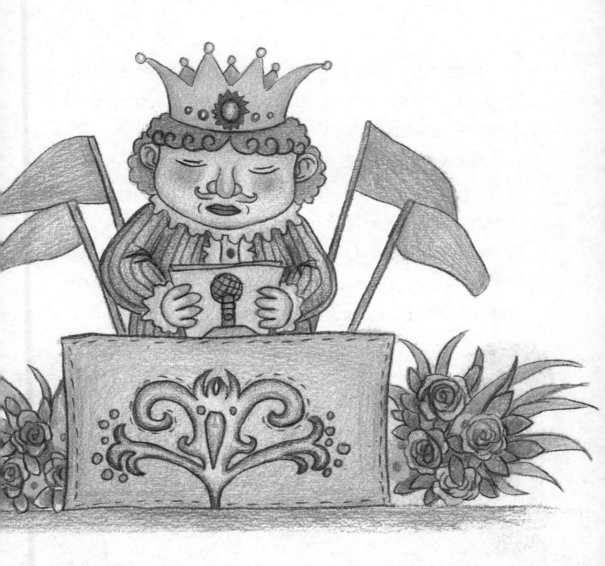

可以一边吃饭一边看书吗

　　碰见喜欢的书总会让我们手不释卷，甚至吃饭时也不想把书放下，这时妈妈总会叮嘱我们，吃饭时不要看书！一边吃饭一边看书对身体有什么危害？为什么不能这样做呢？

　　食欲是个综合刺激，首先由于胃肠内排空，消化道收缩产生刺激，从而让大脑对食物表现出渴望；然后看到食物、闻到香味、品尝到食物的味道，告诉大脑我们开始进食了。这时，大脑会命令消化系统作出一系列反应，比如让消化腺分泌消化液，加速肠胃蠕动。一边吃饭一边看书会让大脑分心，大脑只顾得上分析书中内容，将文字、图画转化成我们能理解的信号，并想象、加深记忆，根本顾不上督促消化系统工作了。

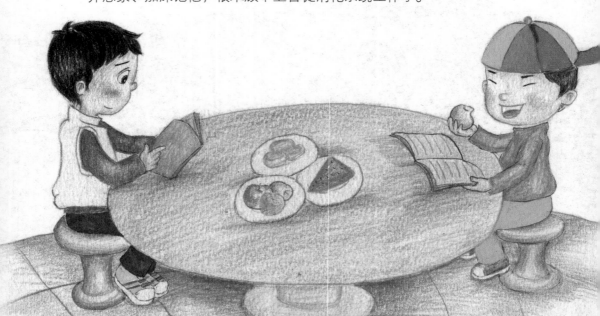

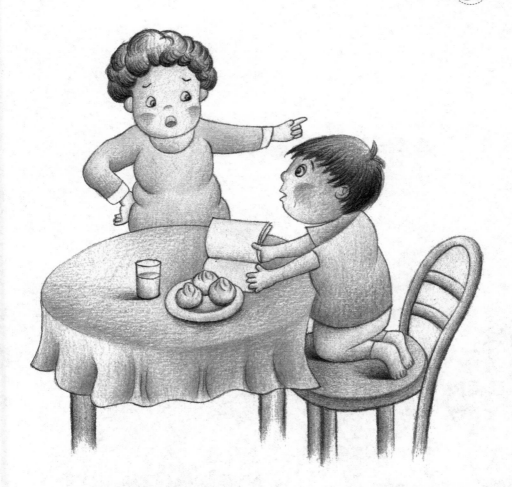

消化道蠕动速度变慢，消化液分泌过少，会让我们的食欲减退。此外，消化系统不能好好工作，还会让我们吃进去的食物不能好好消化，引起消化不良。

大脑专注工作时，需要很多氧气和养分，所以，首先大脑会保证自己营养充足，先保证足够的血液供给自己，然后才会供给胃肠。没有足够的血液支持工作，胃肠负担也会很重，甚至会闹抗议，让你肚子疼。

所以，吃饭看书是一个很不好的习惯，我们要及时改掉。吃饭时就专心吃饭，看书、看电视之类的活动，就等吃完饭再做好啦！

为什么**不能**躺在床上**看书**

平时父母经常跟我们强调，不可以躺在床上看书，坐着看书和躺着看书有什么区别？为什么不能躺着看书呢？

因为，躺着看书会影响视力。我们的眼球有个透明扁圆的晶状体，像

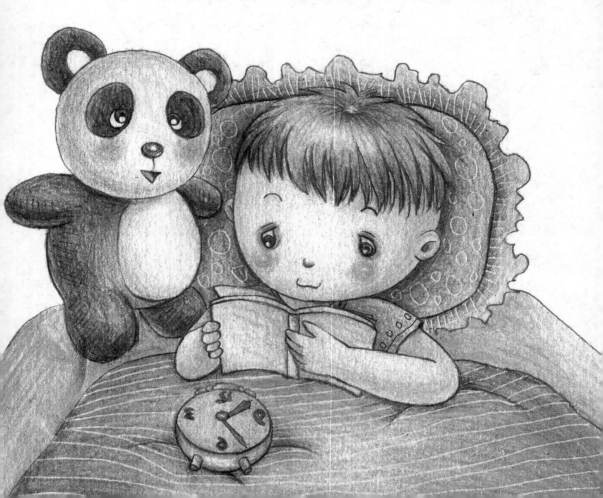

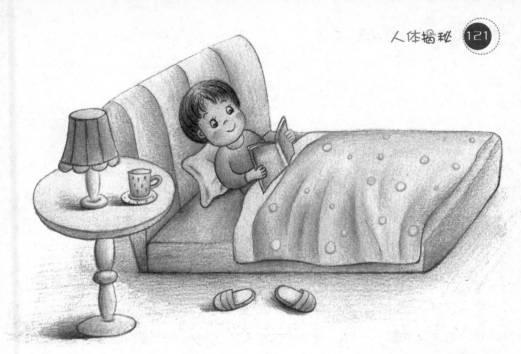

个凸透镜，它有弹性，靠眼球表面肌肉的伸缩，可以改变它的厚薄程度。我们看东西，就是靠调节晶状体来提高清晰度的。躺着看书，目光是斜的，书面和眼睛之间的距离很难保持合理。所以，调节起来比较吃力，眼睛容易疲劳。同时，眼球表面肌肉伸缩的均衡性也被打乱了，加重了对眼球的压迫，时间长了就会使眼球变长、晶状体变厚，产生近视，或是使原有的近视加重。

另外，躺在床上看书，书本往往放不正，不是离这只眼远，就是离那只眼远。离书本远的那只眼，要看清楚书上的字，就得使劲往一边斜。另外，由于拿书的手时间长了容易疲劳，不知不觉会越拿越近。等到离眼太近的时候，两只眼睛就不能同时看清书上的字，实际上只用了一只眼睛。长期下去，其中一只眼睛的视力就可能衰退，甚至失去作用，成为斜眼。

躺着看书对视力危害很大，以后我们都不要再这样做了。另外，在强烈的阳光下看书对眼睛也会有损害。最好的做法就是坐在室内，在散射光或灯光下看书。

脾气和脾有关系吗

在我们的日常用语中，脾气指的是一个人情绪的积累，也可以看作是一个人性情的好坏。有的人脾气好，总是乐呵呵的；有的人动不动就怒目圆睁，像发怒的狮子一样。我们说这就是人的脾气在作祟，那脾气跟我们腹腔里的脾脏有关系吗？

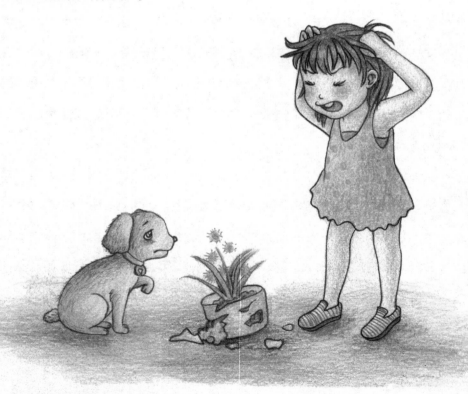

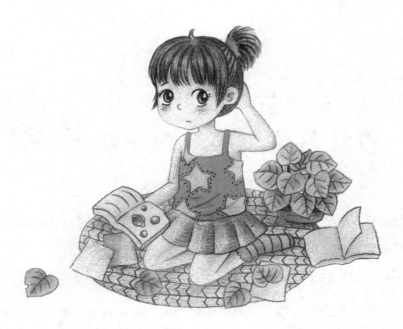

　　首先，我们先来了解一下脾脏。它是一个紫红色的器官，位于腹腔的左侧，形状像一个松散的拳头。它的主要功能是免疫和贮存血液。当我们还在妈妈肚子里的时候，脾脏是造血的器官，后来，当骨髓开始担任了造血这一职能之后，脾脏就卸任了，变成了人体最大的外周免疫器官。同时，它还是人体中最大的"贮血库"，人体内20%左右的血液都归它储存。

　　发脾气和脾脏有关系吗？其实，脾气的脾，指的是中医中的"脾"。中医认为"脾胃为气血生化之源"，五谷杂粮必然要经脾胃转化为气血。脾的气是向上走的，胃的气是向下走的。生气的人都能感觉似乎有什么东西从体内向上顶，甚至"怒发冲冠"，所以都说这股气是脾的气。平时形容生气还有一个词——动肝火，也同样是来源于中医。中医认为，肝火过旺，会伤害到脾，于是脾也就将这种伤害变成气发散出去。

　　肝火旺，脾有气会发火，发火的时候也会反过来伤肝，影响脾胃，所以，我们要尽量控制自己的情绪，真碰到让人生气的事也要努力克制。

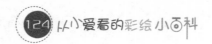

为什么说脑袋越用越聪明

有人说我们的头脑越用越灵，又有人说我们用多了会伤害大脑，哪种说法正确呢？这有科学依据吗？

大脑主要包括左、右大脑半球，是中枢神经系统的最高级部分。人类的大脑是在长期进化过程中发展起来的思维和意识器官。在大脑上有很多不同的分区，每个分区负责一种功能。我们的学习能力主要是由阅读、记忆、分析、逻辑等功能组成，这也是评价人是否聪明的主要依据。我们学习时，

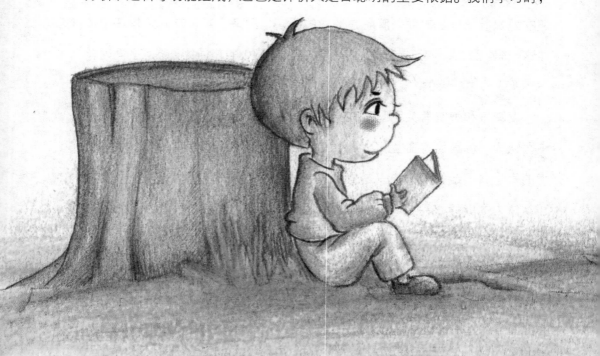

不断刺激这些区域的神经元，能保持神经元的活跃性。如果长久不刺激，这部分大脑分区会渐渐萎缩，将营养供给其他工作中的大脑分区。所以有些老人会出现阅读障碍等。科学家们曾做过一个实验，对很多 20—70 岁的人进行观察研究，结果发现：那些长期用脑、从事脑力劳动的人，他们即使到了 60 岁，思维仍然很敏捷；而那些懒惰的人，有很大一部分在老年时，会出现大脑早衰的症状。

但是，疲劳用脑会造成伤害也是不争的事实。所以我们学习时也要注意方式方法，注重逻辑思维的数学和注重记忆力的语文可以交替学习，轮流刺激大脑的不同分区，让另一个分区能稍微休息会儿，会事半功倍。在专注学习和工作时，大脑会消耗很多氧气、糖分和水分，学习前保持室内氧气充足，喝点水，吃点甜品，对预防大脑疲劳都有帮助。

所以说，大脑是越用越灵、越用越聪明的，但是我们也要劳逸结合，不要过度用脑。

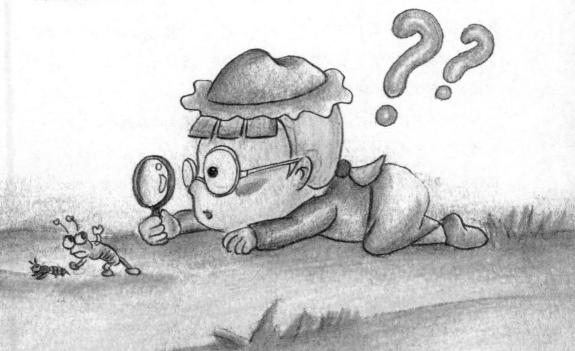

为什么耳朵最怕冷

"冬至不端饺子碗，冻掉耳朵没人管。"当然，冬至吃饺子只是个传统，会不会冻掉耳朵也跟吃什么没有关系。不过，耳朵确实很怕冷，这是为什么呢？

耳朵怕冷的部分是耳廓，耳廓大部分以弹性软骨为支架，覆以皮肤构成，皮下组织少，富含血管和神经，感觉敏锐，只有耳垂部分有一点脂肪。耳廓中虽然有很多血管，但都是小血管。血液从心脏出来时温度还是挺高的，但是一路从大血管走到小血管也散失得差不多了，给耳廓提供的热量很有限。我们都知道，脂肪除了储存能量外，还有一个作用就是保暖，耳廓缺少脂肪就意味着没办法留住热量。此外，耳廓的形状像半个漏斗，与冷空气接触面积很大，也更容易丧失热量。

"带不来，留不住。"是耳朵怕冷的原因，那同样暴露在冷空气中的眼睛为什么不怕冷呢？那是因为眼睛只有感受疼痛的神经，没有感受温度的神经。眼睛也不是不怕冷，在极寒状态下，眼球也是很容易被冻伤的。

耳朵是五官中最怕冷的器官，所以冬天出门的时候我们要给耳朵做好保暖，不要直接暴露在寒风中。如果感觉耳朵很冷，就要用手揉搓耳廓，加快耳廓血液循环，防止坏死。耳朵容易长冻疮，其实就是怕冷的表现，当耳朵冻伤时也不要立刻烤火取暖，要先用低温给耳朵解冻，再涂抹冻伤膏，贸然烤火，耳朵皮肤可是会坏死的！

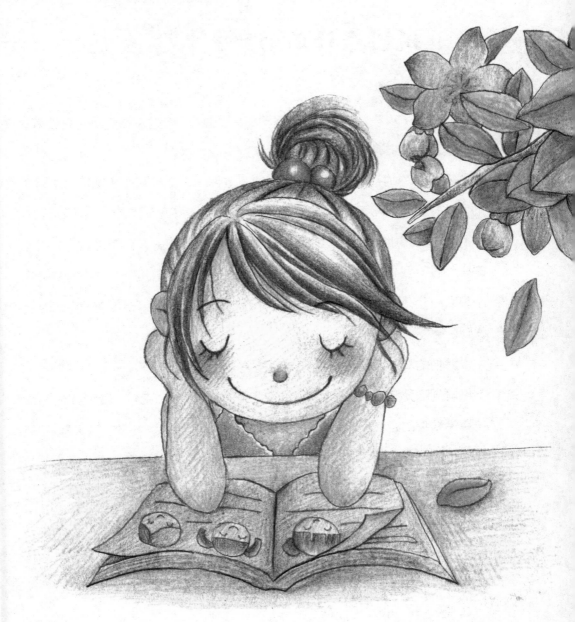

我们为什么有两个鼻孔

对着镜子观察一下会发现，我们的身体是几乎完全对称的，两只眼睛、两只耳朵、两条胳膊、两条腿……虽然只有一张嘴、一个鼻子，也是沿中轴线左右对称的，是不是很奇怪？鼻子上为什么会有两个鼻孔呢？想对称的话长一个大鼻孔不就足够了吗？是为了看起来好看一点吗？

进化道路上是不会仅因为美观而保留下来器官的，两个鼻孔有其存在的必然性。我们虽然有两个鼻孔，但是其实每次主要用一个鼻孔呼吸。两个鼻孔一个工作，一个休息，每几个小时循环一次。如果你留意下，就能发现。

我们的鼻孔中是毛细血管丰富的鼻黏膜，鼻黏膜含有一种杯状细胞，不停地分泌鼻涕，让空气湿润，并粘住空气中的灰尘、花粉、微生物等杂质。被鼻涕粘住的杂质会在鼻黏膜上的纤毛——就是鼻毛——的前后摆动下，慢慢推到咽部，再吞进肚子里。如果没有鼻黏膜的湿润、加温，我们吸入的干燥空气就会直接伤害肺泡。没有鼻黏膜的过滤，那空气中的灰尘很快也就把我们的肺泡堵住了。平静状态下，成年人每分钟呼吸 12~20 次，儿童每分钟呼吸 20 次左右。也就是说，我们每天要呼吸 18000 ~ 28000 次，如果鼻孔一直在呼吸，鼻腔黏膜就会逐渐变得干燥，失去作用，而且容易受到感染。两个鼻孔交替使用就可以避免这一点，一个在呼吸的时候，另一个则在养精蓄锐，积累黏液。这样，就能保证鼻腔中一直有温暖、湿润的环境了。

有些小朋友喜欢经常挖鼻孔，这不仅不雅观，还会把鼻毛挖掉，让微生物长驱直入，易引起鼻窦炎、咽炎，直接影响到呼吸道的健康。

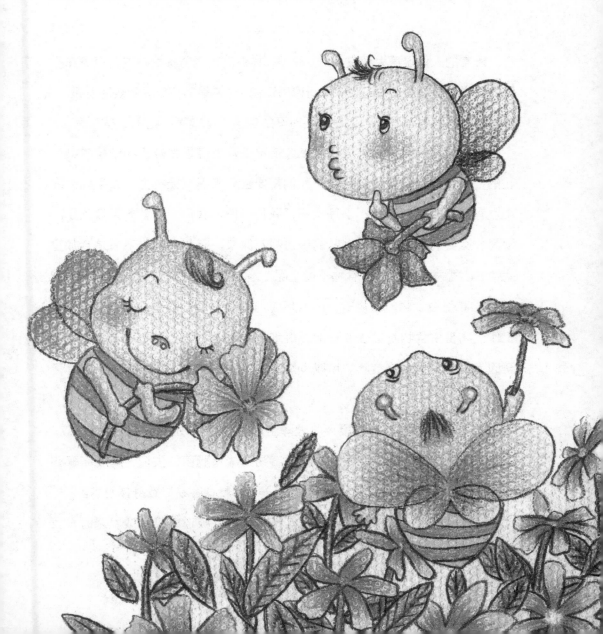

发烧应该少吃饭吗

　　正常的人体温度大致在 36 ～ 37℃，体温高出正常标准，或自有身热不适的感觉，都是发热的表现。民间谚语还说："感冒时宜吃，发烧时宜饿。"这句谚语说得有道理吗？人在发烧时真的应该少吃或者不吃东西吗？

　　这种说法实际上并不准确。多数情况下，发烧是由炎症和细菌感染引起的，在和疾病抗争的过程中，我们需要营养来提高抵抗力。如果因为发烧没胃口就不吃东西，那不等疾病把我们打倒，我们自己就先饿瘫软了。那为什么会有"发烧时宜饿"的说法呢？原来，有些食物吃下去是会加重病情的。那发烧时有哪些食物不能吃呢？

　　1.高蛋白食物。发烧时，因为环境温度改变，胃肠道细菌会变得无心工作，高蛋白食物吃进去并不能很好地消化吸收，还会增加肠胃负担，甚至因为积食加重发烧症状。所以发烧时，鸡蛋、肉类、牛奶和豆腐要尽量少吃。

　　2.冷饮。除非体温过高需要物理降温，其他情况下还是尽量不要吃冷饮。发烧时我们的肠胃非常脆弱，冷饮很容易造成胃肠菌群失调、胃肠痉挛和腹泻。发烧已经很难受了，如果再拉肚子，那就很容易导致身体脱水。

　　3.辛辣刺激食物。发烧时，尤其是由于上呼吸道感染造成发烧时，我们应该避免食用辛辣刺激的食物，包括辣椒、花椒、生姜等，这些食物不仅会加重炎症，更容易让我们"上火"，不利于缓解病情。

　　发烧时我们要吃一些清淡的粥和蔬菜、水果，及时补充能量，千万不要因为食欲不好就拒绝饮食。

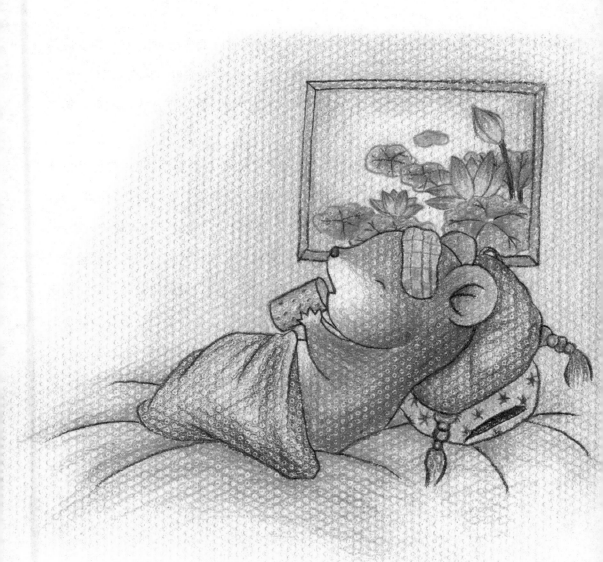

为什么吃饱会犯困

　　吃饱了应该是体力最好的时候，可是我们有时却发现，吃太饱之后总忍不住哈欠连天，这是为什么呢？难道我们把精气神也一并吃掉了吗？

　　吃饱犯困的原因有两个，第一个是因为肠胃消化造成大脑缺氧，第二是由于血糖升高造成肌肉放松。

　　我们吃下去的食物会经过消化系统完成消化过程。从进入口腔开始，食物要先经过牙齿粉碎，与含有消化酶的唾液混合，然后再经过食道进入胃。在胃中，食物差不多要待 3~4 个小时，胃液会将食物溶解成糜状进入小肠。在小肠中，食物会在各种消化液和消化酶的化学作用下，将有用的营养从小肠绒毛吸收进体内，食物的废弃残渣进入大肠，最后由结肠、肛门排出体外。吃得太饱，胃肠消化食物的时候就需要大量血液，处于身体最高处的大脑就会因为血量不足导致工作能力下降，我们就会犯困了。

　　另外，我们的食物越精细，饭后就越容易犯困。精加工的谷物中主要成分是淀粉和蛋白质，淀粉很快就会被转化成葡萄糖，然后进入血液变成血糖。忽然升高的血糖会给大脑一个很安逸的信号，"不需要再四处寻找食物了，我们吃饱了，现在要保存体力了"。于是，大脑命令身体放慢呼吸频率，放松肌肉，我们就开始犯困了。

不过，吃完就睡并不利于食物消化，想要解决犯困的问题，我们第一要做到吃饭八成饱，第二要做到多吃粗粮。

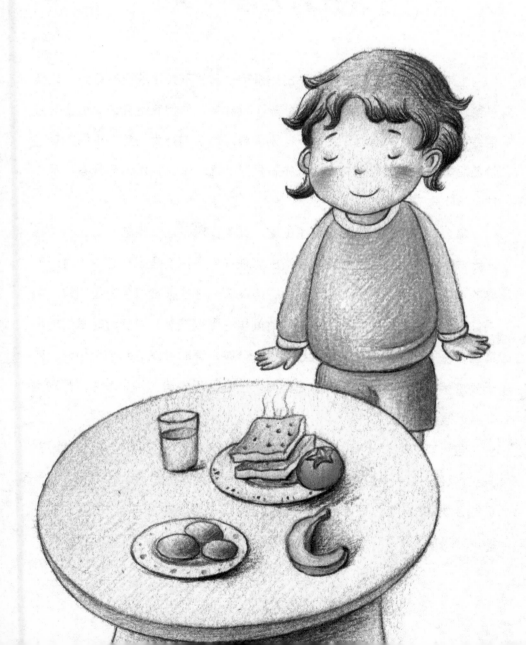

什么是梦游

　　生活中，有人在睡觉后会作出一系列自己并不知情的怪异行为，这就是梦游。梦游的人好像存在于另外一个世界中，他们有时会说胡话，有时情绪会非常激动，有时还会有一些别人难以理解的行为。然而相同的是，梦游后醒来的人，他们都不会记得曾做过什么。不过，作为旁观者，却往往会被吓得不轻。

　　那么，梦游行为是怎样产生的呢？其实，对于这个问题，现在科学界还无法给出一个准确的答案。梦游的人往往处于深度睡眠状态中，对于外界的声音，他们具有很强的抵抗力，因此人们往往很难将梦游者叫醒。如果你一定要将其唤醒，他会在一段时间里感到很茫然，对梦游时发生的事情也一无所知。梦游有时是几秒钟、几分钟，有时可以达到半个小时。处于梦游状态的人虽然看上去像是醒着，但是面无表情、目光呆滞，行动也非常迟缓。

　　遇到梦游的人，我们应该如何反应呢？有人说，不应该将梦游的人唤醒，其实这种说法并不准确。因为梦游的人也可能会遇到危险，比方说小孩子可能会跌倒，成年人可能要开车去某个地方，在梦游中开车当然比较危险。所以如果放任不管，也是危险的。这样说的话，难道一定要将他叫醒吗？

其实也不是，我们说过梦游的人不容易被叫醒，而且被叫醒后会表现出困惑、受惊或者茫然，因此将他叫醒也不是一个好主意。最好的办法是温和地引导梦游的人，将他带回床上睡觉。

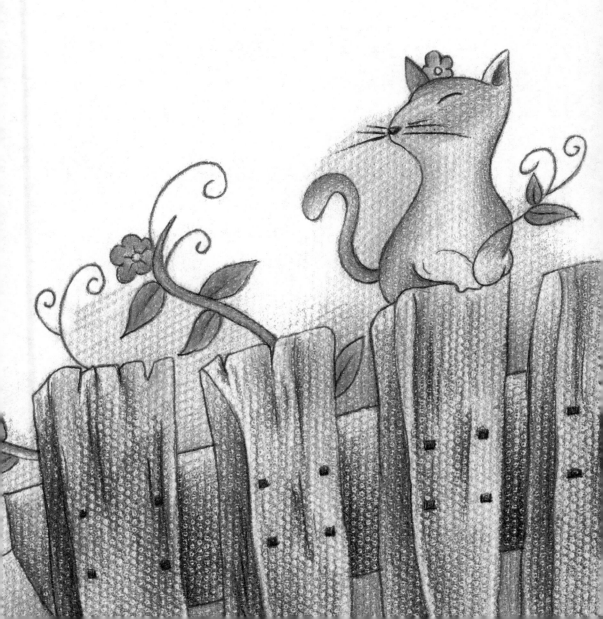

什么样的睡姿最健康

我们一生中大约要花费三分之一的时间用来睡觉，如何正确利用这三分之一的时间为我们的生命积蓄能量，是一个非常有价值的问题。而一个人的睡觉姿势对睡眠质量会起到一定的影响，那么，什么样的睡眠姿势最健康呢？

不同的人有不同的睡眠习惯，姿势也是多种多样，不过最常见、最基本的姿势大约有四种：

1. 仰卧。对大部分人来说，这是最好的睡姿。而且，大约60％的人都习惯选择这种睡姿。它的优点在于，不会压迫到身体的任何脏腑、器官，方便人们迅速进入舒适、放松的睡眠状态。不过，它也有一定的缺点——很容易导致舌根下坠，从而阻塞呼吸。

2. 俯卧。俯卧姿势就是说趴着睡觉，大约有5％的人会选择这种睡姿。它的优点在于：有利于排出口腔异物，而且会感觉到一定的安全感，同时对腰椎有毛病的人比较有好处。不过呢，这种睡姿容易影响呼吸，且会压迫到肺部和心脏。

3. 左侧卧。这种睡姿并不提倡，因为它几乎没有什么优点，容易让人睡眠不安稳，总是翻来覆去。而且，这种睡姿非常不健康，人的心脏、胃都长在身体的左侧，左侧卧睡觉时就会压迫到心脏、胃部，对我们的身体健康造成危害。

4. 右侧卧。大约 25％的人在睡觉时会选择右侧卧这种睡姿，这样不会压迫心脏和胃部，睡眠也会比较安稳。不过，这种睡姿会压迫右侧的肺。

综上所述，右侧卧是相对来说最为健康的睡觉姿势。不过要想睡得更健康，晚上还是翻几次身，别一直保持一个姿势比较好。

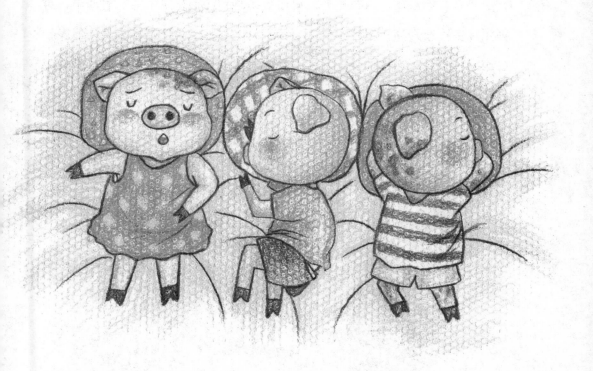

夏天喝淡盐水有什么用

烈日炎炎的夏天，我们稍微一运动就会浑身大汗，这时候，妈妈会叮嘱我们喝一点常温的淡盐水，这是为什么呢？

夏季气温较高，人在室外活动很容易感到热，如果不能及时降温，身体温度会不断升高，超过40℃时就有死亡的可能。为了抵御高温，体表就会有汗液从汗孔排出体外。汗液的主要作用就是利用水蒸发吸收热量的原理帮身体降温。

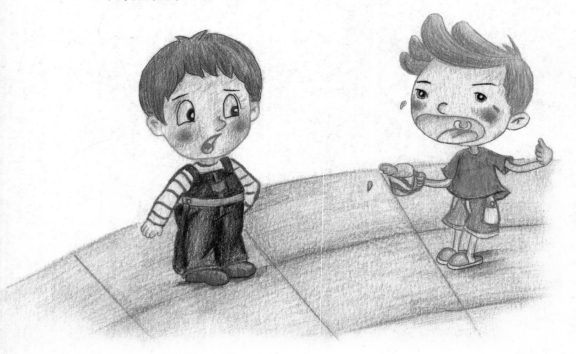

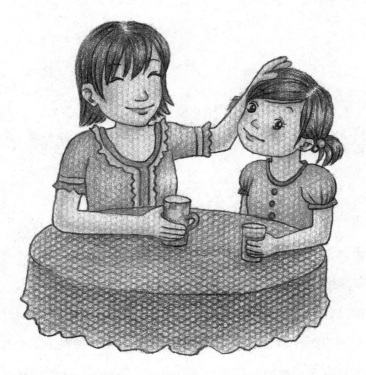

汗液的成分主要是水，此外还有许多氯化钠和少量乳酸、脂肪酸、尿素等。当人体大量出汗时，很容易造成体内电解质失衡，也就是缺少氯化钠。电解质在人体中有很重要的作用，它能维持细胞内外的渗透压。如果出汗之后只喝水，不补充氯化钠就会导致人体电解质紊乱。

中暑是夏季多发疾病，发病程度不同后果也不太相同。先兆中暑和轻症中暑一般不会有太严重的后果，患者通常只是口渴、食欲不振、头疼头晕、多汗、恶心及呕吐，只要及时降温、通风、补充淡盐水就可以缓解。如果水分、体盐丢失过多，就可能变成重症中暑。重症中暑包括热痉挛、热衰竭和热射病，热射病是最严重的中暑症状，病死率很高。

所以，我们夏天不仅要及时补充水分，也要补充体盐，喝一些淡盐水是预防中暑的好办法。

为什么香味闻多了就不觉得香了

　　有时我们会发现，用新换的沐浴露洗完澡后身上会留下好闻的香味，可是即使天天洗澡，过不了几天，这沁人心脾的味道就没有了，这是为什么呢？是香味挥发掉了吗？还是我们的鼻子不好使了？

　　嗅觉的接收器位于鼻腔上方的鼻黏膜上，其中包含了支持功能的皮膜细胞和特化的嗅觉细胞。每一个嗅觉细胞内都包含一种嗅觉接受器：人体的嗅觉接收器有七种类型，各自负责不同气味的感知。嗅觉细胞受到某些挥发性物质的刺激就会产生神经冲动，冲动沿嗅觉神经传入大脑皮层而引起嗅觉。

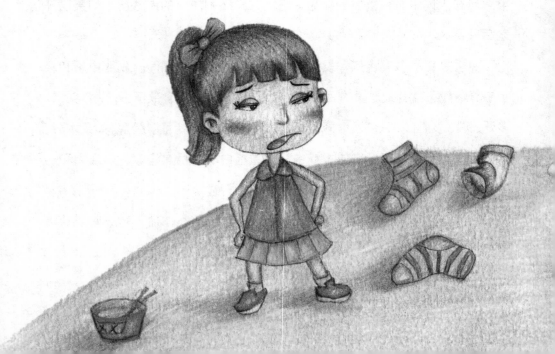

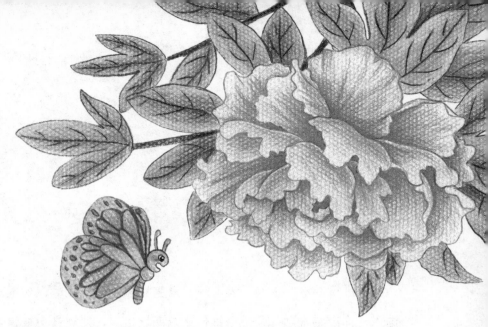

　　不明原因的闻不出气味则叫作失嗅，通常是由于鼻腔阻塞，空气到达不了鼻子的灵敏区引起的。还有一部分是由嗅觉神经受伤或损坏，以及脑的嗅觉中枢疾病引起的。失嗅的人仍可靠舌头分辨出咸、酸和苦味，唯无法分辨香味。

　　当我们停留在具有特殊气味的地方一段长时间之后，对此气味就会完全适应而无所感觉，这种现象叫作嗅觉器官适应，说白了，就是嗅觉神经一直向大脑报告："这里好香啊，这里好香啊！"报告的次数多了，连嗅觉神经自己都腻烦了，也就懒得继续报告了。其实这时香味还一直存在，我们的嗅觉也并没有丧失。

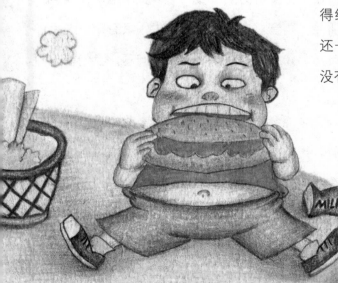

为什么耳朵进水后听不见声音

在进行游泳、洗澡、漂流等一系列接触水的活动时，如果耳朵中有水进入，你会感觉到耳朵似乎被什么东西堵上了，对声音也变得迟钝起来，这到底是为什么呢？要弄清楚这个问题的答案，我们先来了解一下人们是如何听到声音的。

我们听到声音的过程，就如同一个由四个人来完成的"声音接力赛"。接力赛的第一棒是耳廓，它负责接收外界的声音，并且把接收到的声音传到耳朵里。传递第二棒的是鼓膜。鼓膜是耳朵里的一层薄薄的膜，当耳廓把声音传过来时，它就会随着声音震动，并且通过这种震动把声音传递给下一棒——听觉神经。第三棒听觉神经一接到声音信号，就会将声音信号传递给第四棒。第四棒就是大脑中负责听力的区域——听觉中枢，只要声音信号一传到大脑，我们就听到了声音。在这场接力赛中，只有四位选手通力配合，才能完成声音的传递，如果其中任何一棒出现问题，我们就无法听到声音了。

当我们耳朵进水时，水滴有可能会进入中耳，黏附在鼓膜上。黏附了水滴的鼓膜就像负重的人一样，再没办法自由活动，也就没办法将接力棒传递给听觉神经。此外，声波在水中的传递远远不如在空气中传递一样轻松，水会减弱很大一部分声波，我们能接收到的部分就很少了。

　　耳朵里进了水，应该怎么解决呢？只要侧过脑袋，让进水的耳朵朝下，同时提起另一侧的脚跳几跳，水就会流出来了。也可以小心地把棉签伸到耳朵里，将里面的水吸出来。

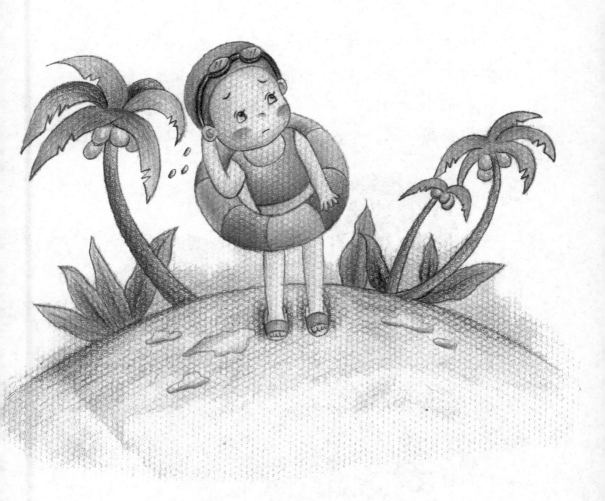

打哈欠时为什么听不清别人说话

　　我们来做个小实验，聊天时我们试着打个哈欠，看看你在张大嘴巴时还能不能听清别人说话。是不是很奇怪，为什么打哈欠会影响听力呢？

　　我们的耳朵分为外耳、中耳和内耳。外耳由耳廓和外耳道组成。中耳由鼓室、咽鼓管和乳突小房组成。内耳包括前庭、半规管和耳蜗三部分。

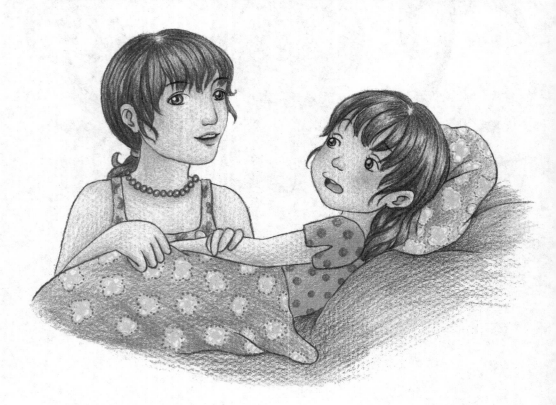

外耳的作用是收拢声音，耳廓就像个小漏斗，能将声波聚拢收集起来。中耳能将声波翻译成振动频率，声波进入中耳，像发电报一样振动鼓膜，鼓室既可以为鼓膜振动腾出空间，还能缓冲过强的声波对鼓膜的损害。鼓膜的振动频率之后传递到内耳，由耳蜗翻译成信号传递到大脑，最终听觉中枢会将这些信号翻译成我们平时听到的声音、词句等反映在头脑中。

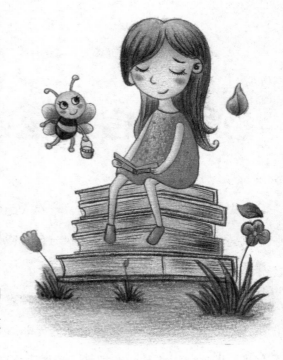

在鼓室有一条通道连接鼓室和咽部，叫作咽鼓管。咽鼓管可以平衡鼓膜两侧气压，不让鼓膜因为某一方压力过大破损。平时，我们的咽鼓管都是关闭状态，只有当我们吞咽或者张大嘴巴的时候，咽鼓管才会打开。

我们打哈欠时会张大嘴巴，打开咽鼓管，同时还会吸进大量空气，一部分空气就会通过咽鼓管进入鼓室。鼓室充满空气，鼓膜就像充胀的气球表面一样紧绷绷的，这时就算有声音，也没有办法振动鼓膜。鼓膜都没办法振动，自然也无法将声音信息传递到大脑了。

受凉后为什么容易拉肚子

　　肚子不受控制咕噜噜乱响，一次次跑厕所，甚至腿软心慌，腹泻真是太让人讨厌了！有时候只是多吹一会儿空调或者吃了个冰淇淋，就会导致腹泻发生，这究竟是为什么呢？

　　受凉拉肚子是肠应激综合征的一种表现。所谓拉肚子，就是大便中的水分过多了，引起水分过多的原因无非就是消化道分泌水分过多，或是消化道吸收水分过少。受寒拉肚子就属于后一种情况。

　　除了口、咽、食管和肛门括约肌外，人类整个消化系统的消化道壁都是由内脏平滑肌组成。消化道平滑肌可以通过缓慢的收缩舒张，推动食物在消化道内前进，完成消化吸收过程。虽然同为肌肉，跟其他骨骼肌比起来，消化道平滑肌要敏感得多，对温度变化和化学刺激反应很大。我们的肠胃受寒时，胃肠道会因为消化道平滑肌受到刺激而蠕动亢进，我们吃进去的食物还没好好消化吸收，就被推动送往下一个消化环节，食物中的水分也就来不及吸收了。同时，因为胃肠道蠕动紊乱，肠道会发生痉挛，肚子就会像有东西在里面搅动一样痛。另外，贪吃冷饮还会让我们肠内菌群失调，菌群失调的话，想要止泻就不是那么容易了。

平时我们要注意不要让肚子受凉，即使是在炎热的夏天，也要注意不要让肚子，特别是肚脐暴露在空调冷气中。

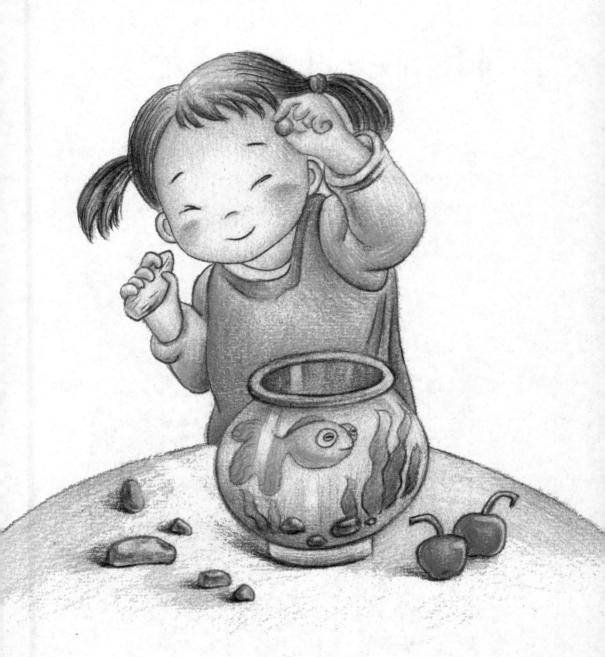

打小朋友的屁股真的无害吗

小朋友淘气的时候，爸爸妈妈总会忍不住火气打几下屁股以示训诫。
据说是因为屁股上的肉够厚，打屁股只会觉得疼，不会受伤，这是真的吗？
如果父母只是轻轻拍打几下，当然不会对孩子造成太大身体伤害。但是一

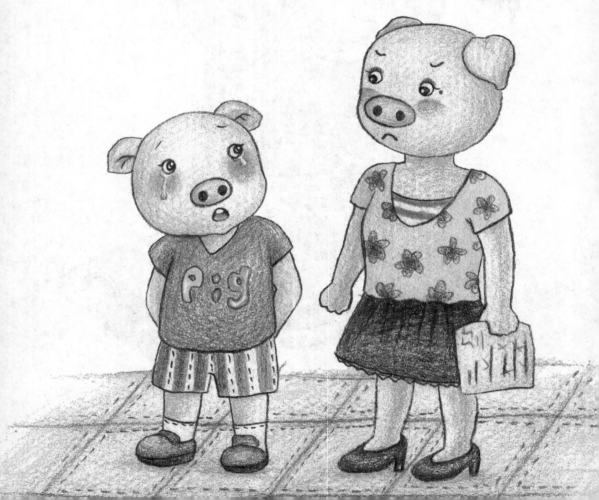

旦下手过重，打屁股也会造成很严重的后果。

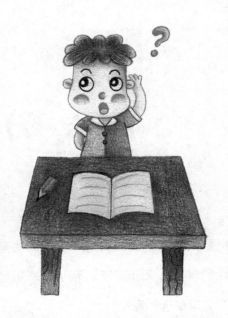

人类的脊椎是和头骨相连的，孩子相对成年人要脆弱得多，当一个比较大的力量忽然击打臀部时，造成的冲击就有可能沿着脊椎从尾椎向上传递，直接传递到寰枕关节，对大脑造成不可逆转的损伤。这种冲击力和直接撞到头部没什么太大的区别，都会引起脑震荡。

孩子的身体比较小，被打屁股的时候还很容易被打到肾脏，肾脏也是很娇弱的脏器，大力拍击有可能会造成急性肾功能衰竭，这是有可能导致死亡的。

另外，如果击打力量超过孩子的承受能力，尤其是反复击打同一部位，就很容易在孩子臀部造成大面积软组织挫伤和皮下出血。如果这种情况过于严重，甚至有可能因血压下降，导致出血性休克；出血性休克会造成脏器衰竭，最终死亡。

父母对孩子的爱是毋庸置疑的，要不是气急了他们也不会动手，所以，不想挨揍的话还是尽量听话一些，不要挑战他们的忍耐极限吧。

晒太阳有益健康吗

常常看到老人们在冬天出太阳的时候，搬个小板凳坐在院子里晒太阳。提到太阳，我们的脑海中会出现明亮、温暖的字眼。没错，太阳不仅仅让我们有了白天和黑夜，有了四季更替，更重要的是太阳对我们的健康起到了非常深远的积极作用。

晒太阳能有效地帮助人体合成维生素D。太阳光里含有大量的紫外线，它们经过皮肤的吸收会转化成对人体非常有用的维生素D。维生素D是增强我们骨骼支撑力的重要元素，同时它还能帮助我们增强抵抗力，威慑疾病，令它们不敢靠近我们的身体。

阳光中的紫外线还有杀菌的作用呢。紫外线是细菌和病毒的克星，它能够杀死附着在我们身上的细菌和病毒，或者使它们丧失繁殖能力。这样一来，流行疾病也不敢靠近我们了。有人甚至认为，冬天我们容易患感冒，并不仅仅是因为冬季温度低，还有一个很重要的原因是冬天的阳光很少，人们身上的细菌和病毒没有被及时消灭。大量的细菌和病毒滋生，机体抵抗力下降，疾病乘虚而入。

晒太阳还能抗忧郁。乌云密布的时候我们感觉到心情压抑，而在阳光灿烂的日子里我们的心情总能保持舒畅。这正是因为阳光能改变我们身体中的一些物质含量，使人情绪高涨。

　　适当地晒晒太阳，还能促进我们的新陈代谢，改善睡眠质量，对我们的生长发育大有裨益。

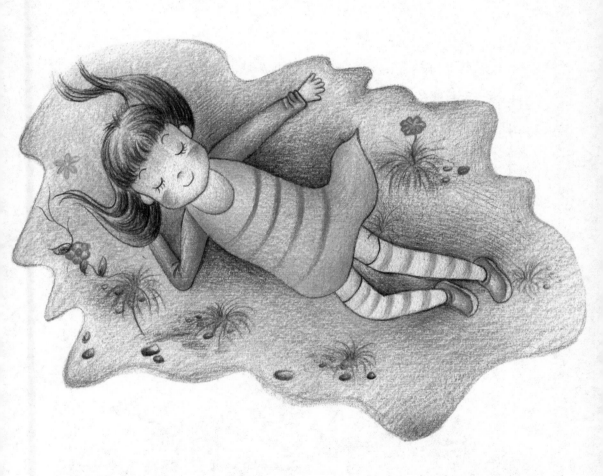

皮肤破损结痂后不能过早揭下吗

皮肤破损后不久，会在伤口处出现一块深颜色的痂，随着时间的推移还会出现痒痛的感觉。有的人忍不住好奇心，有的人因为奇痒难耐，还有的人完全是因为这黑痂看起来很丑，因此早早地就忍不住强行揭去痂皮。那么痂皮能揭开吗？

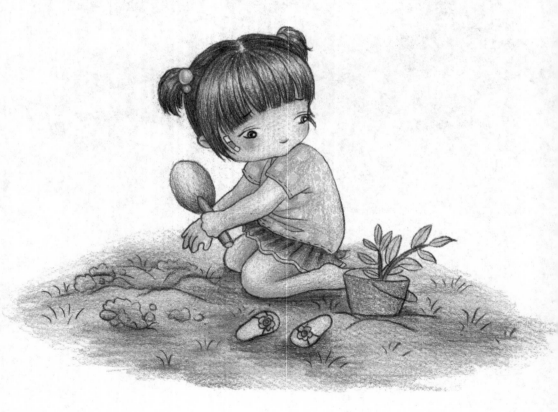

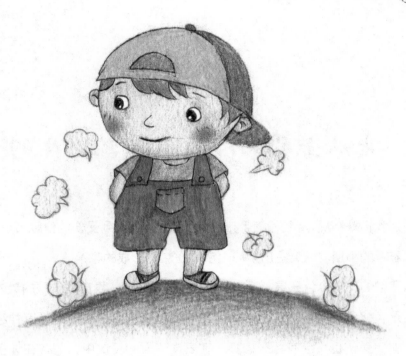

在皮肤受到外来伤害产生出血的症状后，结痂是皮肤本身一种极佳的止血方式。痂皮实际上是血液中的血纤蛋白原在发现伤口后，释放纤维蛋白，纤维蛋白交织成网，包裹住血小板形成的防护甲，堵住伤口，快速止血。它还能保护破损区域，使其避免外界细菌的感染。因此，要想伤口早些好，在伤口结痂后要耐心等待其自行脱落。

受伤后的皮肤非常脆弱，过早揭开伤疤，使脆弱的皮肤暴露在外，不仅极易感染，而且增加了疤痕的增生概率。有时候，甚至会将一些表皮细胞带出来，刺激伤口产生炎症，延迟愈合的时间。

身体有伤口的人，最好要注意自己的饮食，远离辛辣刺激的食物。若是在夏天，要注意防晒。平日里注意不要让化妆品、肥皂水接触伤口。如果正在服用含有汞、铅的药物，还会引发色素沉着；等伤口愈合后，即便不留疤，也会使受伤部位明显比其他部位颜色深。

皮肤上的瘀青是怎么产生的

当我们跌倒后，尽管没有擦破皮，然而不久就看到受伤的位置出现瘀青。善于思考的小朋友便会提出疑问：瘀青是怎样形成的呢？

我们的皮肤分为三层：表皮、真皮和皮下组织。表皮是皮肤的最外层，主要是角化细胞和能形成新的角化细胞的生发层。表皮中并没有神经和血管，即使受伤也不会有什么感觉。在表皮下面的真皮中，却存在许多神经末梢和毛细血管。

如果我们被利器所伤，利器会先划破表皮，再伤到真皮甚至皮下组织，真皮和皮下组织中的血管破损，血液流出，就会顺着利器划开的破口流出体外。但是我们被钝器所伤的时候，被击打部位的表皮并没有破损，真皮中的毛细血管却会因为忽然的压力破裂开，血液也会流出来，但又因为没有出口而停留在身体组织之间。透过半透明的表皮，瘀血的暗紫色就会显现出来。钝伤比较轻微的时候，皮肤会呈现淡青色，稍重时会呈现紫色，如果钝伤很重，皮肤甚至会呈现黑色。

瘀青通常会自己恢复，不会留下后遗症。想要尽快恢复应该在受伤时立刻用冷毛巾冷敷患处，收缩毛细血管，减少皮下出血量。30分钟后可以开始热敷，帮助瘀血消散，被身体重新吸收。要注意的是，受伤的部位虽然不太舒服，但千万不要用力揉捏。破损的毛细血管正在努力修复中，如果你大力揉捏，很有可能对它造成二次伤害，让伤情更严重。

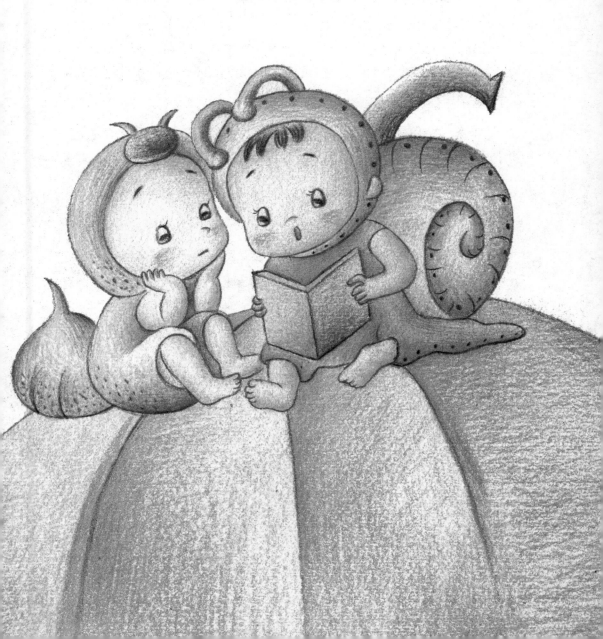

听到巨响为什么要捂耳张嘴

  每当遇到打雷之类巨大声响的时候，我们第一个反应就是捂住耳朵。有经验的人还会让我们张大嘴巴，说这样可以保护耳朵，这是为什么呢？

  原来，我们的口腔和内耳是相通的。

  我们先来看一下耳朵的结构。耳朵由外耳、中耳和内耳组成。外耳包括耳廓和外耳道。鼓膜将外耳道与中耳隔开，是一层非常薄的结缔组织，厚度仅有 0.1 厘米，所以非常脆弱。中耳由鼓室、咽鼓管和乳突小房组成。鼓室是一个有气体的小空腔，咽鼓管连接鼓室和咽部，是鼓室与外界连接的通道。平时我们听到的声音，实际上是由声波振动鼓膜，将振动信号传输到大脑，在脑中分析合成的结果。

  正常分贝范围内的声音对鼓膜不会造成伤害，但是一旦声音过大，声波就从小海浪变成了大海啸，这样的声波对耳朵有很大的压力，这种压力由外耳道进入中耳的过程中，有可能会导致鼓膜破裂，甚至耳道出血。捂住耳朵可以形成第一道保护，减弱一部分声波对鼓膜的冲击。如果我们在这时张开嘴巴，咽鼓管也就打开了，这样鼓室内外的压力一样，也减轻了声波在耳内的振动。

　　所以听到巨响要捂耳张嘴是有科学依据的。尽管如此，由于儿童的鼓膜相对比较脆弱，我们还是尽量不要到声音过于嘈杂的环境中，也不要频繁使用耳机，以免对耳朵造成永久性伤害。

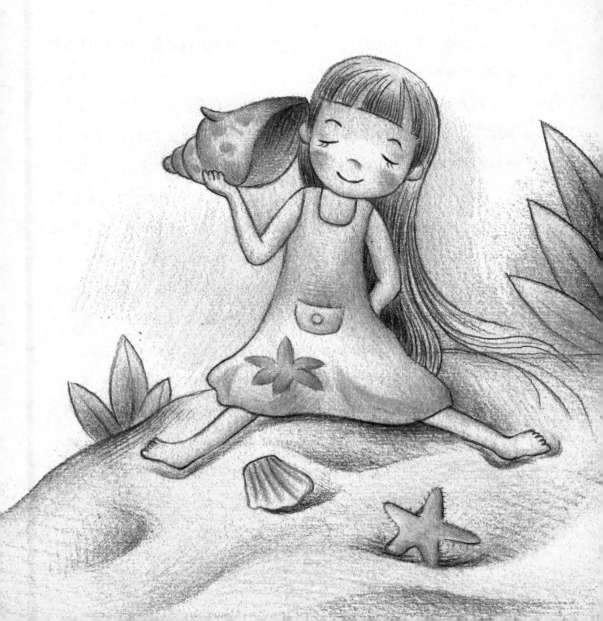

运动对身体有什么好处

　　"生命在于运动"这句话大家都听过，那你知道运动究竟对身体有着怎样的好处吗？

　　对于大多数人而言，运动是强健体魄的一个重要方式。在长期适度的运动下，我们的肌肉得到锻炼，发达的肌肉不仅可以提供足够的动能，还可以像缓冲垫一样保护我们的骨骼和内脏免受冲击。

　　运动还可以加强我们的心肺功能。我们都知道，心脏就像身体的发动机，心肌舒张时将血液吸进心脏，收缩时猛地加压，将血液沿动脉送进肺部或是身体中。经常进行适度锻炼的人，心脏每次跳动输送的血液量都大于平时懒洋洋的家伙。不用跳动那么多次就能输送足够的血量，心脏的工作量就小了很多，自然就比较健康。运动时我们的呼吸频率都很快，因为此时身体需要很多氧供给肌肉运动，久而久之，我们的肺活量也得到锻炼。

　　运动还可以增强平衡力，提高身体协调能力。不知道你有没有注意过，有些同学似乎平衡感和身体协调能力都比别人差一点，这就是因为他们运动过少，身体对运动状态陌生。运动能力是可以后天培养的，只要从现在开始动起来，平衡感和协调能力都可以得到提升。

　　此外，运动还是治疗某些心理疾病的方法。运动可以释放压力，增强自信心，轻度抑郁症患者除了吃药之外，医生还会建议病人多运动。

　　事物都有两面性，我们运动也要适量适度，否则一旦关节、肌腱损伤，就有可能永远无法恢复行动自如的状态了。

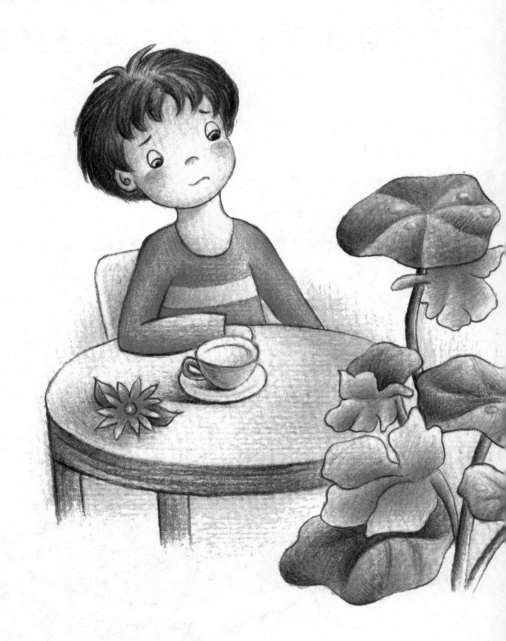

青少年和老人为什么要补钙

　　钙是人体不可或缺的一种微量元素，它在我们身体里面集中存在的主要形式是牙齿、骨骼，人体中 99% 的钙质都存在于其中。所以，人类生活 "衣食住行" 有两个部分都与钙息息相关。虽然说最需要补钙的是青少年与老年人，但是他们补钙的原因却不尽相同。

　　缺钙的青少年会存在不同程度的免疫力下降现象，例如会产生腿部酸痛、腿部抽筋、四肢乏力、心情烦躁、牙齿发育不良甚至佝偻病等诸多问题。

　　老年人的吸收能力慢慢变差，体内的钙质也非常容易流失。在这点上，女性比男性表现得更加明显，所以，一般的女性在 40 岁以后就要开始补钙。缺钙的老人牙齿会过早松动脱落，影响饮食。吃不好，一方面会影响生活质量，另一方面也会让老年人身体迅速衰弱下来。此外，缺钙的老年人也很容易因为骨质疏松引起骨折，这就更可怕了。

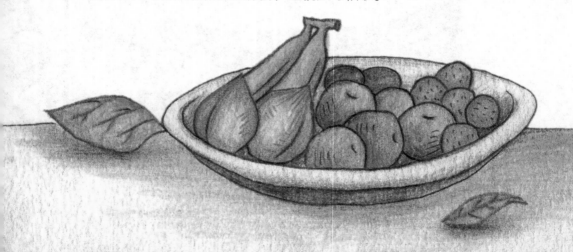

所以，给青少年和老人补钙是非常有必要的。然而，有人认为我们的生活水平较之以前有了很大提高，我们日常生活中的食物已经能够为我们提供足够的钙，其实则不然。补钙一方面的确需要钙质的摄入，另一个很重要的方面是钙质的吸收，不然，我们吃进去的钙又原封不动地排出体外，吃得再好又有什么用呢？要提高钙的吸收就要多晒太阳，多做户外运动，让身体合成足够的维生素D，维生素D是帮助钙留在我们体内的关键。所以，要补钙不仅仅是要吃进去，更要将钙留下来。

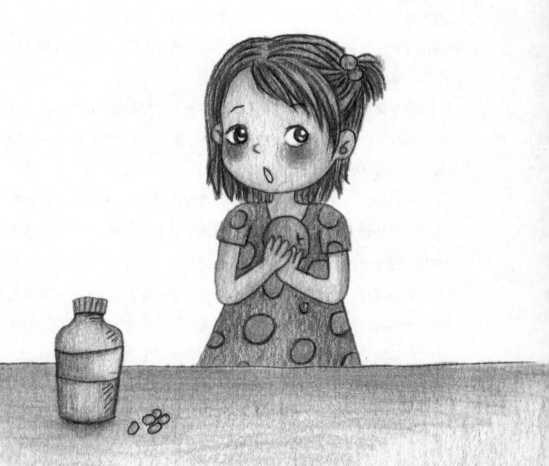

赤足行走有什么好处

俗语说得好："想长寿，多赤脚。"赤脚走路不仅仅让人心情变得舒畅，而且还对身体有很多益处。

从中医理论来看，人的脚底含有丰富的肌肉、经络、韧带与神经末梢，还有很多穴位和很多内脏反射区，当我们赤足行走的时候，这些部位与土地接触并产生摩擦，能增强血液循环，通过神经末梢刺激到内脏器官和大脑皮层，起到强身健体的效果。

从科学角度来说，从小赤足行走的孩子足弓发育更好，能有效缓冲直立行走时身体对足部的压力，改善行走姿态。此外，人体是带有微弱电流的，赤脚走路还能够很好地释放足底多余的电。

关于最后这一点，我们可以解释得更加详细一些。苏联的米库林院士提出了一种抗衰老的新方法，便是"土地接触法"。他认为，在地球表面和大气上空电流层之间存在着一个巨大的电场。陆地上生活的所有生物都适应了这种环境，原本生物身上带有正负两种电荷，这两种电荷数量几乎相等，生物体内也就维持着某种平衡状态。但是现代人的生活使我们脱离了负电荷环境，体内存储了过多的正电荷，这也是我们时常生病的原因之一，只有及时释放正电荷，才能保持健康。赤足行走就是释放正电荷的方法之一。

在日本，幼儿园就很流行赤足行走训练，孩子们从小就被要求偶尔赤足行走在鹅卵石铺成的小路上，既能强健身体，又能锻炼儿童的意志力。

　　尽管赤足行走好处多多，我们也要循序渐进，先从细腻平整的水泥地开始练习，千万不要让自己受伤哦。

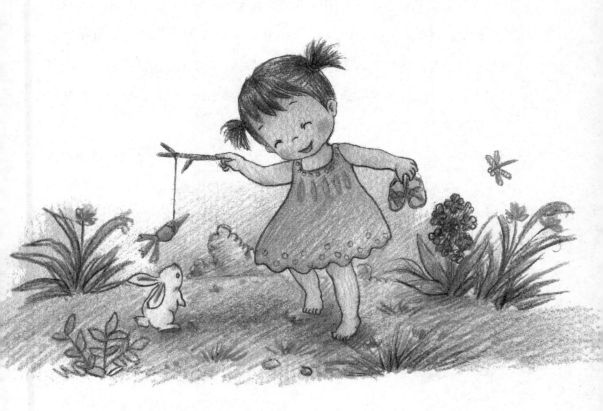

为什么小朋友最好不用化妆品

　　天真可爱的小朋友对周围的事物有着强烈的好奇心，他们无时无刻不在偷偷地打量着大人的世界。他们也爱美，看到妈妈和阿姨化上美丽的妆，也想尝试。甚至有些年轻的妈妈也会主动给孩子化妆，希望把孩子打扮得像小王子、小公主一样。殊不知，这种行为会危害小朋友的健康，小朋友尽量不要使用化妆品。

　　相较于成年人，儿童的皮肤比较薄，皮肤通透性很强，也很容易过敏。成年人的皮肤则相对厚一些，对化妆品的抵抗力也更强。市面上的化妆品几乎全是针对成年人皮肤设计的，这些化妆品中含有许多刺激性化学物质，而且颗粒比较大，成年人用了虽然没什么事，给孩子用的话却有可能引起红斑、红肿、过敏、阻塞毛孔等症状。特别是化妆品中为了固色都会含有微量铅汞成分，由于儿童皮肤通透性比较强，这些有害成分很容易通过皮肤渗透进血管，被带至全身。这些重金属会损害儿童的

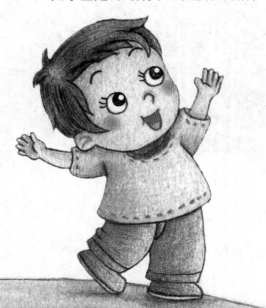

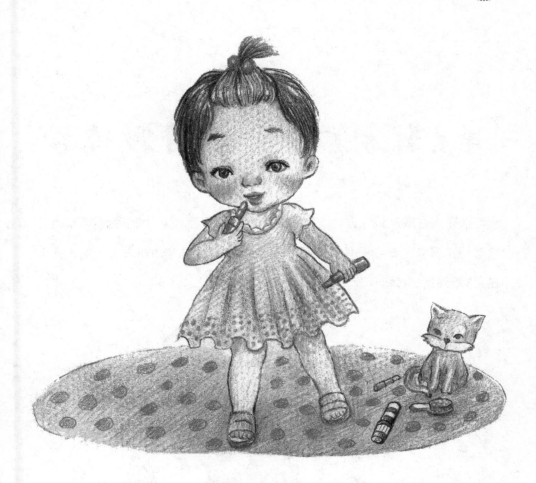

神经系统，而且一旦进入体内，想要把它们排出就非常难了。

　　此外，即使是护肤品，小朋友也要使用儿童专用的。成年人的护肤品中通常还有许多功能性成分，比如可以祛痘的水杨酸，或者抚平皱纹的激素。这些成分对孩子来说几乎都是会导致皮肤过敏红肿的元凶。儿童专用的护肤品酸碱度都是中性或弱酸性，而且多数只有一些纯天然的植物油提取物，质地也比较薄。小朋友如果需要护肤就一定要选用儿童专用的护肤品。

早晨有雾还能坚持室外锻炼吗

很多人在室外锻炼方面非常有毅力，不畏风雨，从不肯间断。事实上，能够坚持日复一日做一件事情原本可贵，但是对于身体却未必有益，比如在大雾天锻炼身体。

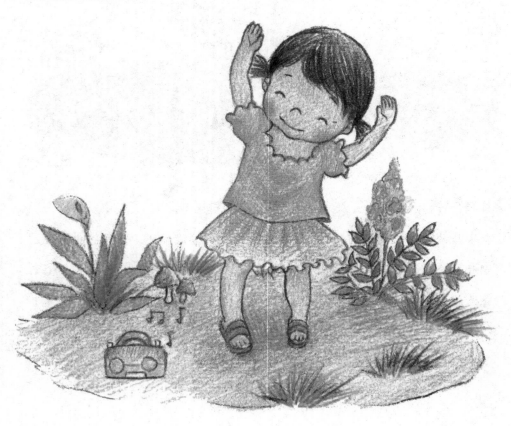

在雾天进行室外锻炼的确有些得不偿失，为了弄清楚它背后的秘密，我们先来探究一下雾天的空气。每逢雾天，能见度大大降低，很多人觉得雾气缥缈，如临仙境，殊不知此时的空气中含有大量对人体有害的东西。

天气晴朗、干燥的时候，空气中飘浮的污染物会在夜间随着冷空气停留在地表位置，当清晨太阳升起，空气被阳光加热变轻升向高空，同时也把污染物带向高空。而雾天则恰恰相反，凝结的水汽裹挟着污染物迟迟无法散去，这些污染物不仅停留在人们的活动范围内，而且遇水之后毒性

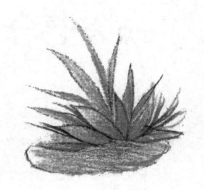

更强。简单地说：雾天的空气污染情况相较于平时要严重得多。

再加上这些污染物大都是一些小颗粒，这些小颗粒非常细小，细小到可以被人体吸入肺内，这些颗粒本身的特性又使得它们可以在体内长时间滞留。室外锻炼的时候，人们呼吸的频率比平常高很多，这就意味着人们吸入肺内的颗粒会比平时多上很多倍。所以说选择在这个时候进行室外锻炼，是非常不合时宜的。

夏天中午为什么要睡午觉

　　夏天日长夜短，天气闷热，人们起床比冬天要早一些，在经过半天的学习、工作后会觉得非常困倦。再加上我们刚刚吃过午饭，食物的消化也要消耗精力，我们会变得昏昏欲睡，很多人会选择在这个时候小睡一觉。

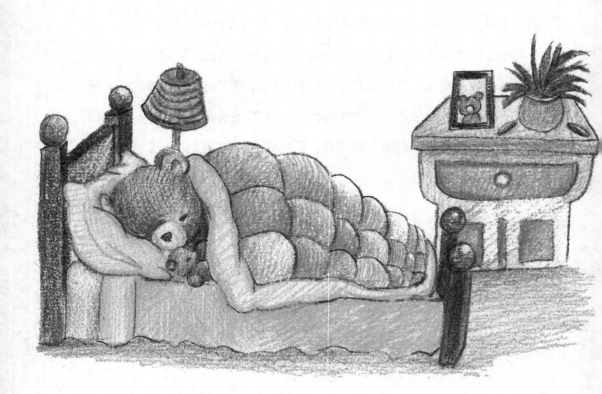

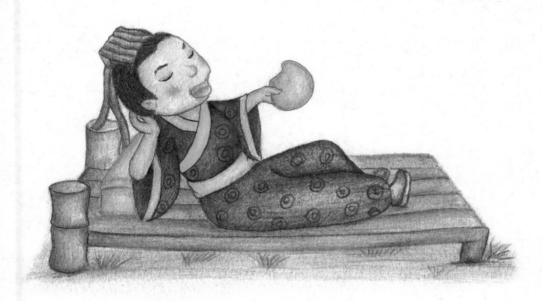

　　在夏天的中午闭上眼休息一两个小时，可以有效地放松大脑，并使身体的各个系统得到休息。在我们睡着的过程中，体内的新陈代谢减慢，体表的温度也会有所降低，呼吸节拍渐渐变慢，作为人体发动机的心脏因此而得到了很大的保护。除此之外，夏季午睡还可以提高我们的免疫力。如果我们的身体长久处在疲劳状态，就会产生很多恶性循环。一旦身体进入恶性循环的状态，虽然不能引发明显的器官病变，然而它却打破了我们身体免疫力的平衡，这就为疾病的入侵提供了可乘之机。

　　因此，很多人都养成了中午睡午觉的习惯，一些老年人更是如此。在这一点上，幼儿园的小朋友坚持得相当好，他们会在老师的带领下坚持午睡。正在上学的同学们可要注意了，一定要按照学校的规定坚持午睡哦。

　　但是，我们应当注意的是夏季午睡也有最佳的时间长度。一般以 1~2 个小时为最佳，过短达不到应有的效果，过长不仅没有效果，反而会引发头痛、思维不集中等不良状况。

为什么会抽筋

　　我们现在正处于发育期，是身体成长最快的阶段。有时候我们会发现晚上睡觉时小腿会突然一阵剧痛，这就是所谓的"抽筋"。抽筋究竟是怎么一回事儿，会有什么危险吗？其实，抽筋是肌肉痉挛的一种，它本身并不可怕，但如果肌肉痉挛来得太过突然，让人措手不及，也有可能酿成大祸。

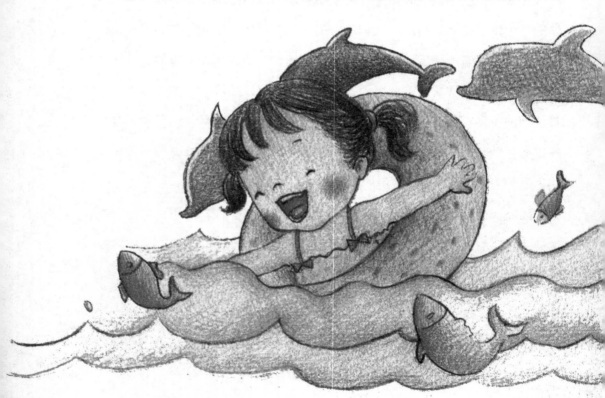

溺水有很大一部分就是因为肌肉痉挛引发的悲剧，抽筋也不可小视。

劳累、疾病、身体生长等诸多因素都会引发抽筋，偶尔抽筋，其实并没有什么问题，如果经常抽筋就要注意了。缺钙、受凉、局部神经血管受压都会引起经常性抽筋，平时要适量补钙，多晒太阳，多做运动，注意坐姿睡姿。冬季里更要注意关节等部位的保暖，必要的时候可以按摩并热敷，因为这样能够加强局部的血液循环。如果上述办法皆不能改善抽筋症状，应该及时去医院检查治疗。

引发抽筋的原因还与外部的环境刺激有关系，例如：冬天睡觉的时候，气温过低，若此时不小心将腿脚露出被子外面，就会导致抽筋；在我们睡眠不足、疲惫不堪的时候，也会导致抽筋；在我们走路或者是运动强度过大的时候，便会形成乳酸堆积，这也是抽筋一个很重要的形成条件；当我们休息时间过长的时候，我们体内的血液循环变慢，体内的二氧化碳堆积也会产生抽筋；上了年纪的人则是因为骨质疏松、激素下降、肌肉的应激性增加从而导致痉挛。

青春期骨骼生长速度很快，我们在这个阶段很容易缺钙导致抽筋频发，多吃一些含钙比较高的食物，多晒太阳就可以改善这种状况。

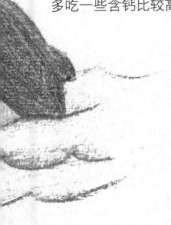

冬天玩雪为什么觉得手发烫

　　下雪了，最开心的是小朋友们，大家在一起高兴地打雪仗、堆雪人，玩得不亦乐乎。在玩雪的过程中，刚开始我们觉得冰天雪地中手脚似乎快要冻坏了，可是没多久，手就开始发烫。难道冰冷的雪是戴着面具的火炉？

　　带着这个疑问，我们先来了解一下人体这部精密的仪器。说人体是一部非常先进精密的仪器一点也不为过，它有一套自我调节系统。人是一种恒温动物，健康的人体总会保持在 36℃左右的体温。在接受到外来的低温

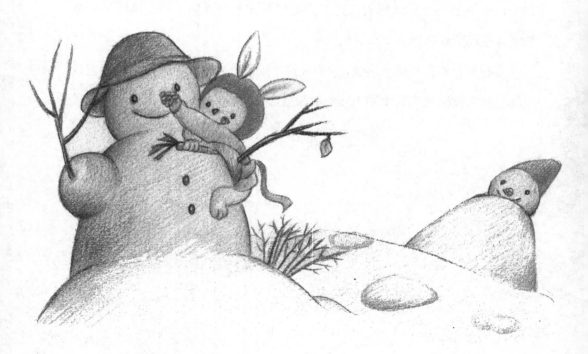

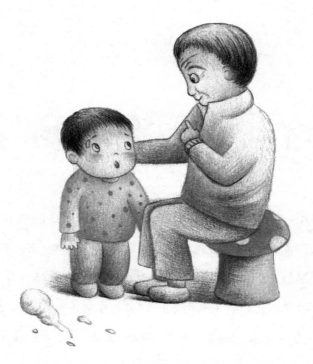

信息之后，神经会在很短的时间内将这些信息传递给大脑，大脑很快将对应措施转达给身体的相关部位。

在我们的手接触到冰冷的雪后，身体的一部分热量随即被带走。大脑收到信号，首先会命令皮肤收缩毛孔，减少热量从毛孔逸出。收缩血管，这样做一方面可以减少热量流失，另一方面可以让对应部位的血流速度加快，带来更多热量。与此同时，大脑会命令肾上腺分泌大量的肾上腺素，呼吸、心跳的节拍加快，以此产生出更多的热量。当我们突然停止与雪接触的时候，身体一时半会儿反应不过来，热量还在继续产生，你就会感觉手非常烫了。当然了，此时的感觉也不过是我们自己的错觉而已。当你把手放在身体上别的部位时，你会发现手依然很冰啦。所以，玩雪还是要适度，否则时间太久我们的手还是会有冻伤的危险的。

"不干不净，吃了没病"吗

　　现代社会中，人们对卫生要求越来越高。"饭前便后洗手"、"不要随地吐痰"之类的标语四处可见，洗碗机、果蔬清洁机、消毒柜等小家电也逐渐走入千家万户。其中，人们似乎对食物的卫生格外重视，我们都记得妈妈常常唠叨："水果要洗干净再吃！""掉在桌子上的东西不要再吃啦！"可是，上了年纪的老年人好像对此有不一样的看法："不干不净，吃了没病。"这有科学依据吗？这两种做法哪种正确呢？

　　应该说，这两种做法都有一定道理，但是，也都不可以太极端。

　　人体的免疫系统具有免疫监视、防御、调控的作用，这是保卫我们的身体免受细菌、病毒、污染物和疾病攻击的各种免疫器官的总称。免疫系统分为固有免疫和适应性免疫。固有免疫是天生的，我们出生时就具备的；而适应性免疫则是在我们成长过程中，身体与外界各种致病因素抗争之后才能获得的。

　　儿童时期是我们的适应性免疫开发的时期。这时适应性免疫经验值是0，如果我们从小一直待在过于洁净的环境里，适应性免疫找不到对手，就无法得到锻炼。长大之后一旦碰见细菌、病毒等致病因素攻击，身体就很容易出现问题。

可是从另一方面来说，如果不加防护任由致病因素攻击我们的身体，免疫系统也不见得都能打赢这场保卫战。特别是一些极容易变异的病毒，即使我们曾经找到对抗它们的方法，当它们变异之后，我们也有可能对其束手无策。

所以说，"不干不净，吃了没病"还是不要太当真的好。

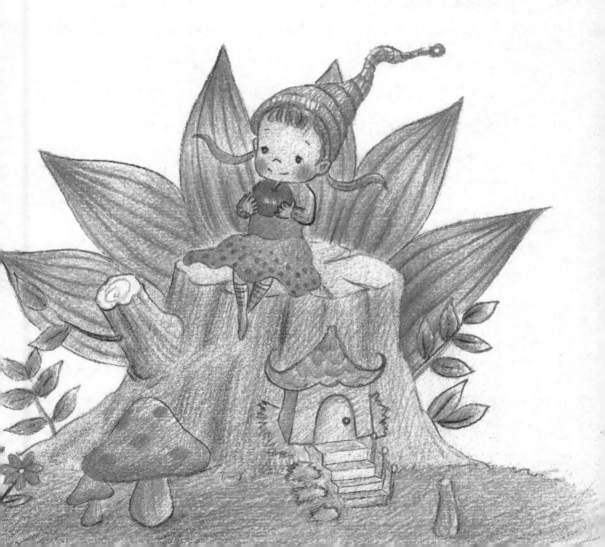

为什么说"太晚睡觉等于慢性自杀"

人的一生中有三分之一的时间都是在床上度过的，睡觉是人们保存体力、恢复精神的主要方式。

从动物学方面来看，人是一种昼行动物。每当夜幕降临，我们双眉中间的松果体便开始分泌褪黑激素。褪黑激素最直接的作用是放松我们的身体，降低呼吸心跳频率，让我们进入熟睡状态。在这种激素的作用下，我们劳累了一天的身体开始清除剩余的毒素和废物。

褪黑激素还有一个重要的作用就是清除身体中的自由基，抵御细胞的氧化衰老。如果我们在深夜还对着灯光、电脑、手机，褪黑激素的分泌量就会不足，长此以往，我们的身体就会提前衰老。

此外，褪黑激素还是协调其他激素分泌的"司令官"，例如帮我们长个子的"生长激素"，就是在我们熟睡时由褪黑激素协调分泌的。深睡状态也是我们身高生长最快的时间。

长时间处于熬夜状况下，人会慢慢地出现失眠多梦、记忆力衰退、暴躁不安、焦虑恐慌等精神疾病。最严重时还会导致人体内的神经系统紊乱，体内器官失衡，比一般人患上呼吸道疾病、胃肠疾病、癌症的概率大上很多。

专家认为：没有健康睡眠，就没有健康身体。睡眠不仅仅能够抵抗疲劳，而且还与提高人体免疫力有着密不可分的联系。只有养成有规律的生活习惯，保证每天拥有充足睡眠时间，才能维持机体的良好运转。所以"太晚睡觉等于慢性自杀"的说法还是有一定依据的。

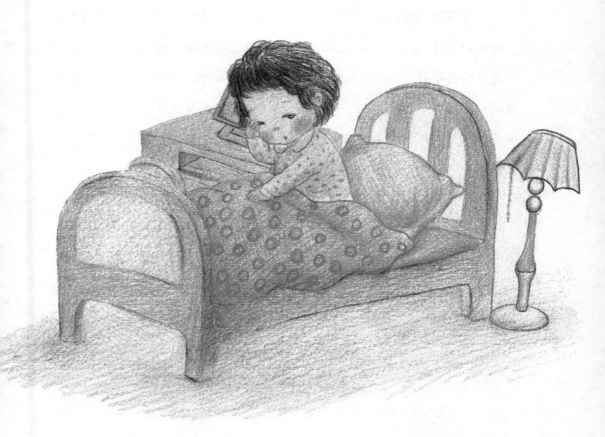

舌头为什么能尝出味道

　　糖是甜的，醋是酸的……不同的食物带来不同的味觉体验，"酸甜辛苦咸"是我们所说的五味，这些味道有的给人愉悦感，比如甜，有些体会就不那么美妙，比如辛和苦。也正是如此，"辛苦"也用来形容生活的艰难。不过，"辛"其实并不属于味觉，它是挥发性或刺激性气体刺激三叉神经带来的焦灼感。现在回到我们最初的问题，你知道味觉是怎么来的吗？

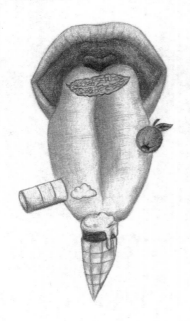

　　每个健康的成年人口中约有一万多个味蕾，这些味蕾大部分都分布在我们的舌苔上，还有很小一部分位于口腔的腭、咽等部位。我们把食物放进口中，在咀嚼的过程中，味蕾受到刺激，通过神经末梢将食物的相关信息传递到大脑的味觉中枢，我们便有了味觉。

　　不同位置的味蕾对味道的敏感程度也不尽相同。体会咸味的味蕾主要分布在舌尖和舌头两侧，对甜味敏感的味蕾分布在舌头前部，对苦味敏感的味蕾在舌根，这也是在口

　　腔中反复体会的味道；对酸味敏感的味蕾则在舌根两侧，所以有时候我们吃到非常酸的东西，会有一点舌根不舒服的感觉。对某种味道敏感不代表这些味蕾感受不到其他味道，正因如此，这些味道强弱比例不同任意组合，就会出现我们日常生活中品尝的各种味道。

　　我们都有自己的口味偏好，不过，如果你总是沉迷于某种味道，就有可能因为长期以一种口味刺激味蕾，导致味蕾逐渐麻木，再也尝不出味道了。

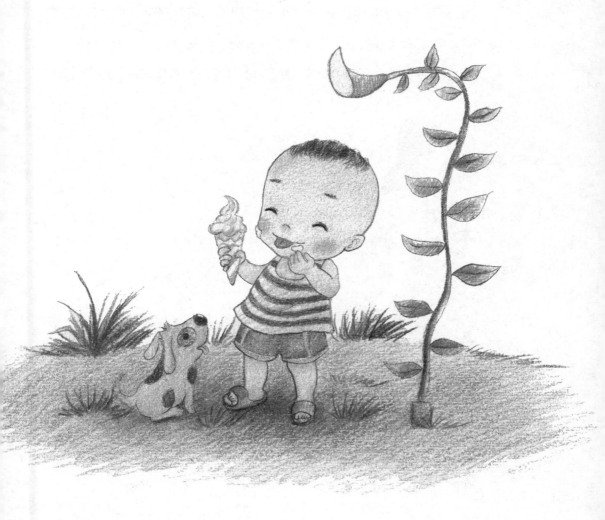

伤口愈合后为什么还会痒

我们都曾经有过这样的经验，当身体受伤时，最初伤口会很痛，等伤口快要愈合时却痒得不得了，总想伸手抓一抓，你知道这是为什么吗？

人类的皮肤共分为三层：表皮、真皮和皮下组织。表皮在皮肤的最外侧，

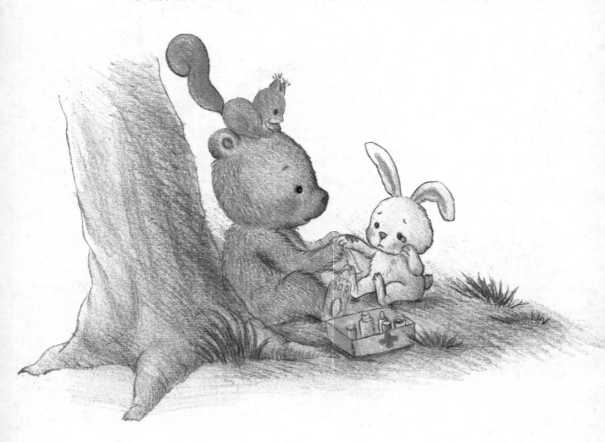

主要由角质层和生发层组成。角质层像一层薄薄的保护膜，生发层则从内侧不断生成新的细胞，这些细胞向上推动、角化，为角质层提供"预备役部队"。

从真皮开始，向下到皮下组织分布着许许多多的神经、血管和淋巴，真皮和皮下组织主要起到感知、保温和缓冲作用。

我们受伤时，如果只是伤到表皮，这样的伤口几乎不会有疼痛感，愈合时也不会发痒，这是因为在表皮并没有神经存在。神经就像一个个小树，"树干"——轴突生长在皮下组织，"树梢"——树突密密麻麻地分布在真皮。

真皮中的"树梢"收到感知信号，会将这些信号通过轴突传递到我们的大脑，于是我们就感应到冷、热、痛、痒等感觉。

有时候我们会有比较深的伤口，深得伤及原本真皮中的神经细胞，这时，在皮肤的愈合过程中便会有新的神经长出来。新的神经细胞伸展开的"小树枝"非常敏感，汗水、温度变化，甚至一阵小风都会让它们发出痒信号，这也是在提醒我们注意保护愈合中的脆弱伤口。

随着时间推移，伤口完全愈合之后，新长出来的神经也会"成熟稳重"一点，不会因为过于敏感发出没必要的信号了。

为什么会"十聋九哑"

　　常听老人们说"十个聋子，九个哑巴"，为什么会出现这种情况呢？"聋"和"哑"总是同时发生的吗？

　　事实上，"聋"指的是听力障碍，一部分患者听力弱，还有一些甚至完全听不到声音。听力障碍有先天因素，也有后天形成。后天形成耳聋的原因也有很多，比如高烧、外伤、脑震荡、药物不良反应等等。"哑"指的是语言障碍，发生原因也有很多，比如先天声带发育不良造成无法正常发声，或者药物刺激导致声带病变，还有很大一部分患者却是因为听力障碍造成的语言障碍。

　　婴儿牙牙学语是个很复杂的模仿过程，他们要先听到父母发出的声音，看到父母发声时的口型，然后才能努力学习控制自己的声带发出相同的声音。等他们熟练掌握了各种单音节，才能组合不同的单音节形成单词、短句、长句直到像我们一样能准确表达自己的想法。如果孩子在没完全学会说话时丧失听力，那他们也就没有办法模仿父母的发声方法，没有办法发出准确的声音，于是也就丧失了语言能力。即使在完全掌握语言能力之后丧失听力，也会有一部分人因为听不到自己的声音，而渐渐地发声越来越含混，最终失去语言能力。

　　不过，现在科技日益发达，我们可以用人工耳蜗帮助有听力障碍的孩子重新听到声音，学会说话。说不定在以后，"十聋九哑"就会成为历史了。

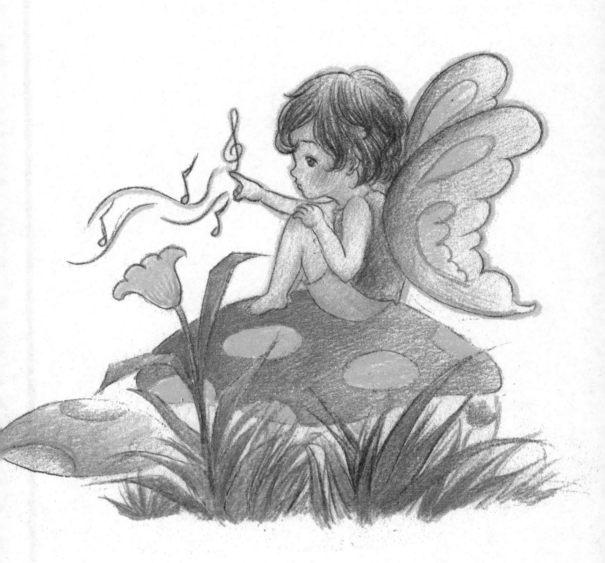